**Negative Symptome
der Schizophrenie**

Negative Symptome der Schizophrenie

Diagnose – Therapie – Bewältigung

Andreas Marneros

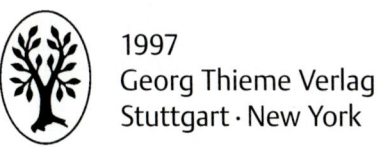

1997
Georg Thieme Verlag
Stuttgart · New York

Prof. Dr. med.
Andreas Marneros
Direktor der Klinik und Poliklinik
für Psychiatrie der
Martin-Luther-Univ. Halle-Wittenberg
Julius-Kühn-Straße 7
06097 Halle

*Die Deutsche Bibliothek –
CIP-Einheitsaufnahme*

Marneros, Andreas:
Negative Symptome der Schizophrenie :
Diagnose – Therapie – Bewältigung /
Andreas Marneros. – Stuttgart ; New York :
Thieme, 1997

Umschlagbild: Martina Berge,
Erbach/Ernsbach

© 1997 Georg Thieme Verlag
Rüdigerstraße 14
70469 Stuttgart
Printed in Germany

Satz: Dr. Ulrich Mihr GmbH, Tübingen
Satzsystem: 3B2
Druck: Götz, Ludwigsburg

ISBN 3-13-107741-7   2 3 4 5 6

Wichtiger Hinweis: Wie jede Wissenschaft ist die Medizin ständigen Entwicklungen unterworfen. Forschung und klinische Erfahrung erweitern unsere Erkenntnisse, insbesondere was Behandlung und medikamentöse Therapie anbelangt. Soweit in diesem Werk eine Dosierung oder eine Applikation erwähnt wird, darf der Leser zwar darauf vertrauen, daß Autoren, Herausgeber und Verlag große Sorgfalt darauf verwandt haben, daß diese Angabe dem **Wissensstand bei Fertigstellung des Werkes** entspricht.

Für Angaben über Dosierungsanweisungen und Applikationsformen kann vom Verlag jedoch keine Gewähr übernommen werden. **Jeder Benutzer ist angehalten,** durch sorgfältige Prüfung der Beipackzettel der verwendeten Präparate und gegebenenfalls nach Konsultation eines Spezialisten festzustellen, ob die dort gegebene Empfehlung für Dosierungen oder die Beachtung von Kontraindikationen gegenüber der Angabe in diesem Buch abweicht. Eine solche Prüfung ist besonders wichtig bei selten verwendeten Präparaten oder solchen, die neu auf den Markt gebracht worden sind. **Jede Dosierung oder Applikation erfolgt auf eigene Gefahr des Benutzers.** Autoren und Verlag appellieren an jeden Benutzer, ihm etwa auffallende Ungenauigkeiten dem Verlag mitzuteilen.

Vorwort

Die negativen Symptome bzw. die Minussymptome der Schizophrenie sind die problematischsten Symptome schizophrener Erkrankungen. Sie sind therapieresistenter und persistenter als andere Symptome. Lange Zeit begegnete man ihnen deswegen mit Resignation. Neuentwicklungen im pharmako-, psycho-, soziotherapeutischen, psychopathologischen und Verlaufsforschungsbereich zeigen neue Wege und neue Möglichkeiten im Umgang mit den negativen Symptomen. Deren effektive Behandlung ist abhängig von ihrer richtigen Erfassung und zutreffenden Typologisierung. Negative Symptome können substratnah und morbusgebunden sein. Häufig jedoch zeigen sie sich als psychologische Reaktionen auf andere Einschränkungen und Defizite und dienen somit der Abwehr und psychischen Ökonomisierung. Dies bleibt nicht ohne therapeutische Konsequenzen. Die Entwicklung von neuen Substanzen, insbesondere Neuroleptika der neuen Generation, eröffnet neue Möglichkeiten für die Behandlung der negativen Symptome. Diese Möglichkeiten können jedoch unwirksam bleiben, manchmal sogar schädigend wirken, wenn sie nicht mit nichtbiologischen Therapien kombiniert werden. Bewältigungsorientierte Therapien müssen zur Ergänzung und Stabilisierung der pharmakologischen Methoden feste Bestandteile von integrierten Therapieprogrammen sein. Negative Symptome sind unspezifisch, sie können außer bei der Schizophrenie auch bei einer Vielzahl von anderen psychischen Erkrankungen und psychischen Zuständen auftreten. Eine erfolgreiche Therapie muß auch diesen Faktor berücksichtigen. Ausdauer, gute Arzt-Patienten-Beziehung und viel Geduld gehören zu den Grundpfeilern therapeutischer Philosophie im Umgang mit negativen Symptomen. All dies habe ich in diesem Buch darzustellen versucht. Es entstand auf dieselbe Weise wie das vorangegangene ähnliche Buch über schizoaffektive Erkrankungen: Klinikärzte und niedergelassene Kollegen haben mich im Rahmen von Fortbildungsprogrammen gebeten, einen praxisorientierten Leitfaden zu schreiben – wie erkennt man, wie behandelt man, wie bewältigt man negative Symptome. Dieser Bitte möchte ich mit diesem Buch entsprechen.

Halle-Wittenberg, Frühjahr 1997   Prof. Dr. med. Andreas Marneros

Inhaltsverzeichnis

1 Eine erste Orientierung

▶ **Was bedeuten die Begriffe „negative" und „positive" Symptome?**

Als positive Symptome bezeichnet man Erscheinungen von Erlebens-, Verhaltens- und Ausdrucksweisen, die unter normalen Umständen im Leben eines Menschen nicht auftreten (etwa Wahn, Halluzinationen oder psychotische Ich-Erlebnis-Störungen).
Positive Symptome werden durch pathologische Vorgänge „produziert".
Als negative Symptome bezeichnet man Erscheinungen, die auf beeinträchtigte, reduzierte oder defizitäre psychische Funktionen zurückzuführen sind. Als solche versteht man Funktionen des Denkens, der Affektivität, des Antriebs, des Willens, der Fähigkeit zur Kommunikation u. a.
Negative Symptome sind dann Defizite und „Minus"-Erscheinungen.

▶ **Welche der beiden Symptomgruppen ist bei den schizophrenen Patienten wichtig?**

Beide Symptomgruppen, sowohl die positiven als auch die negativen Symptome, sind auf unterschiedliche Weise für das Leben von Patienten, die an Schizophrenie leiden, wichtig.
Problematischer sind jedoch meistens die negativen Symptome.

▶ **Welche sind die wichtigsten Besonderheiten der positiven Symptome?**

Positive Symptome der Schizophrenie, wie etwa Wahn, Halluzinationen und psychotische Ich-Erlebnis-Störungen
– erleichtern die Stellung der Diagnose,
– sprechen in der Regel gut auf eine Pharmakotherapie an,
– sind bei der Mehrzahl der Fälle reversibel,
  aber sie
– determinieren das Tun und Lassen des Menschen,
  und

– diskriminieren häufig den Menschen; sie trennen ihn durch ihren „privaten" und „privativen", also separierenden Charakter von anderen Menschen und der Gesellschaft.

▶   **Welche sind die wichtigsten Besonderheiten der negativen Symptome?**

– Negative Symptome sind unspezifisch, d. h., sie können auch bei anderen Erkrankungen oder psychischen Zuständen außerhalb der Schizophrenie auftreten (Depressionen, Persönlichkeitsstörungen, organische Psychosyndrome, neurotische Erkrankungen usw.).
– Infolgedessen erschwert ihr alleiniges Auftreten die Stellung der Diagnose „Schizophrenie".
– Sie sind therapieresistenter als positive Symptome.
– Sie persistieren längere Zeit.
– Sie sind nicht immer reversibel.
– Häufig stellen sie – im Zusammenwirken mit anderen Faktoren – einen ungünstigen Prädiktor des Verlaufs und Ausgangs dar.
– Sie können einen lang andauernden Leistungsknick oder eine langandauernde Leistungsminderung verursachen und dadurch eine negative berufliche und soziale Mobilität des Patienten.

2 Wesentliche Stationen zur Entwicklung von Ansichten und Konzepten über die negative Symptomatik der Schizophrenie

▶ **Wer bezeichnete als erster psychische Symptome als „positiv" und „negativ"?**

Phänomene, die man heute als positiv oder negativ bezeichnet, waren auch im Altertum bekannt. Die Begriffe „positiv" und „negativ" als solche wurden in der Psychiatrie von John Russell Reynolds (1828 – 1896) eingeführt. Allerdings getrennt voneinander, nicht in einem gemeinsamen Konzept.

▶ **Wer brachte die positiven und negativen Symptome in ein gemeinsames Konzept?**

John Hughlings Jackson (1835 – 1911) brachte die Kategorien „positiv" und „negativ" in einem gemeinsamen Konzept zusammen.

▶ **Welche sind die anderen wichtigsten Stationen der Entwicklung dieses Konzepts?**

Gaëtan de Clérambault (1871 – 1934): Der bekannte französische Psychiater de Clérambault beschrieb in den Jahren 1924 und 1927 „positive", „negative" und „gemischte" Syndrome. Alle 3 Syndromtypen sind nach de Clérambault bei verschiedenen Psychosen zu finden. Sie sind entweder chronisch, oder aber auch episodisch.

Henri Ey: Der bekannte französische Psychiater Henri Ey (1900–1977) sah eine Interaktion zwischen positiven und negativen Symptomen. Er unterschied zwischen „synchronen" Symptomen (wenn sie querschnittsmäßig auftreten) und „diachronen" Symptomen (wenn sie longitudinal auftreten).

Emil Kraepelin: Kraepelin selbst hat nie die Bezeichnungen positive oder negative Symptome verwendet. Sein Konzept der „Dementia praecox" stellt jedoch Störungen des Willens, der Affektivität, des Denkens, des Antriebs (was wir heute als negative Symptome bezeichnen) in das Zentrum der Störung.

Eugen Bleuler: Die Unterscheidung der Symptome der Schizophrenie in „Grundsymptome" und „akzessorische Symptome" durch Eugen Bleuler (1909/1911), hat eine weitgehende Ähnlichkeit zu der Unterscheidung von negativen und positiven Symptomen.

Gerd Huber: Das Konzept der „Basissymptome" und der „Basisstörungen" ist zwar nicht identisch mit dem Konzept der negativen/positiven Symptome, aber es stellt weitgehend ebenfalls negative Symptome als Kernpunkt oder „Basis" der schizophrenen Erkrankung dar.

Nancy Andreasen: Die amerikanische Psychiaterin Nancy Andreasen operationalisierte die negativen und positiven Symptome. Die Operationalisierung erfolgte auf der Basis von empirisch-statistischen Untersuchungen. Ein theoretisches Konzept, ähnlich zu dem, was hinter den Ansichten von Jackson, Bleuler oder Huber steht, ist dabei nicht erkennbar (s. Kap. 4).

Tim Crow: Der englische Psychiater Tim Crow versuchte anhand der von Andreasen unternommenen operationalen Dichotomisierung der Symptomgruppen in positiv und negativ eine Unterscheidung von 2 weitgehend unterschiedlichen Krankheitsformen der Schizophrenie:

– „Typ I" oder „positive Schizophrenie",
– „Typ II" oder „negative Schizophrenie".

Die longitudinalen Untersuchungen jedoch widersprachen einer solchen Dichotomie, weil positive und negative Symptome im langjährigen Verlauf miteinander interferieren (s. Kap. 9).

3   Definitionen

▶   **Sind die positiven Symptome der Schizophrenie genau definiert?**

Was als positive Symptome zu bezeichnen ist, ist nicht genau und nicht übereinstimmend definiert. Einige sehen als positive Symptome nur die „produktiven" psychotischen Symptome wie Wahn, Halluzinationen und psychotische Ich-Erlebnis-Störungen. Als psychotische Ich-Erlebnis-Störungen werden klinisch-phänomenologisch folgende Symptome bezeichnet:

- *Gedankeneingebung:* „Die Gedanken, die in meinem Kopf sind, sind nicht meine Gedanken, sie werden in meinen Kopf eingeschleudert, durch Telepathie, durch Strahlen, durch elektromagnetische Wellen..., oder ich weiß nicht wie."
- *Gedankenentzug:* „Meine Gedanken werden abgezapft und abgehört mit speziellen Mikrophonen oder speziellen Methoden ..., oder ich weiß nicht wie."
- *Gedankenausbreitung:* „Meine Gedanken lesen alle, alle wissen was ich denke, ich kann meine Gedanken nicht schützen."
- *Andere Beeinflussungserlebnisse mit dem Charakter des Gemachten* (etwa Beeinflussung des Willens, der Affekte, oder körperliche Beeinflussungserlebnisse u. a.).

▶   **Gibt es noch weitere positive Symptome?**

Einige Autoren bezeichnen auch andere Symptome über die schon erwähnten hinaus als positive Symptome, z. B.:
- einige Formen von Denkstörungen (sog. positive Denkstörungen),
- einige Verhaltensstörungen.

▶   **Welche Denkstörungen werden als positiv bezeichnet?**

Als positive Denkstörungen werden vorwiegend die Denkzerfahrenheit und das umständliche Denken bezeichnet.

▶ **Ist die Annahme, daß die Denkzerfahrenheit
und das umständliche Denken positive Symptome sind,
gerechtfertigt?**

Die Annahme, daß die Denkzerfahrenheit und das umständliche Denken positive Symptome sind, ist wahrscheinlich nur teilweise gerechtfertigt. Konzeptionell gesehen ist für manche Autoren nicht erkennbar, warum diese beiden Denkstörungen nicht auf Defiziten und Beeinträchtigungen von „normalen" Funktionen basieren. Und auch nicht, warum sie von den anderen Störungen des formalen Gedankengangs abgesondert werden sollen. Operational-statistisch jedoch fand sich ein häufigeres Zusammentreffen der sog. positiven Denkstörungen mit den anderen schon oben erwähnten positiven Phänomenen.

▶ **Welche Verhaltensstörungen werden
als positive Symptome bezeichnet?**

Als positive Verhaltensstörungen werden das sog. desorganisierte Verhalten – wobei man vorwiegend die katatonen Erscheinungen meint – und die Äußerungsformen von inadäquaten Affekten bezeichnet. Ob diese Verhaltensstörungen tatsächlich als „positiv" zu bezeichnen sind – also produktiv im Sinne Jacksons –, bleibt genauso offen wie die Frage der „positiven Denkstörungen".

4 Erfassung der negativen Symptome

▶ **Welche ist die zuverlässigste Methode zur Erfassung der negativen Symptome?**

Die zuverlässigste Methode zur Erfassung der negativen Symptome ist die direkte klinische Beschäftigung mit dem Patienten. Alle operationalen Skalen und Erfassungsinstrumente (s. unten) sind das Resultat eines operational-empirischen Kompromisses. Sie dienen vorwiegend der Rekrutierung von Patientengruppen zu Forschungszwecken und sind dann ein notwendiger Kompromiß. Aber sie können nicht alle klinischen Feinheiten, individuellen Gestaltungen, psychopathologischen Besonderheiten und veränderbaren psychologischen Konstellationen erfassen.

Die direkte klinische Beschäftigung mit dem Patienten soll der Königsweg zur Erfassung, Therapie und Bewältigung der negativen Symptome der Schizophrenie sein.

▶ **Welche sind die wichtigsten klinischen Wege zur Erfassung der negativen Symptome?**

Die wichtigsten klinischen Wege zur Erfassung der negativen Symptome sind:
- sorgsame Exploration,
- Verhaltensbeobachtung,
- Bewertung der biographischen, beruflichen und sonstigen sozialen Entwicklung des Patienten,
- Fremdanamnese.

▶ **Warum sind die oben erwähnten Methoden als der Königsweg zur Erfassung der negativen Symptome zu bezeichnen?**

Die oben erwähnten Methoden sind als der Königsweg zur Erfassung der negativen Symptome zu bezeichnen, weil es nicht reicht, unseren Patienten einen Fragebogen vorzulegen oder eine Skala für ihn auszufüllen. Abgesehen von dem grundsätzlichen Problem der Arzt-Patient-Beziehung, die die direkte und empathische Kommunikation voraussetzt, werden die wichtigen Nuancierungen von Defiziten, Beeinträchtigung und Dysfunktionen durch die Globalität aller Skalen, Fragebögen und Erfassungsinstrumente der negativen Symptomatik verlorengehen. Dies wirkt sich ungünstig auf jede therapeutische und bewältigungsorientierte Strategie aus.

▶ **Sind operationalisierte Skalen zur Erfassung der negativen Symptome trotzdem notwendig?**

Ja! Operationalisierte Skalen als Instrumente zur Erfassung der negativen Symptome sind notwendig. Ohne den operational-empirischen Kompromiß, den sie beinhalten, wäre eine reliable, vergleichbare Forschung nicht möglich. Sie können außerdem auch als Orientierung für die klinische Erfassung der negativen Symptome zum Einsatz kommen. Nachteilig wird es nur, wenn:
– der Kliniker sich darauf beschränkt zum Nachteil einer intensiven direkten Beschäftigung mit dem Patienten selbst,
– der Forscher glaubt, daß er damit die gesamte negative Symptomatik erfaßt hat, daß er sie genau definiert hat und daß nichts mehr darüber oder dahinter steht.

▶ **Welche Skalen und Instrumente gibt es zur Zeit zur Erfassung der negativen Symptome?**

Es gibt eine Vielzahl von Skalen und Instrumenten zur Erfassung der negativen Symptome. Die wichtigsten davon sind in Tab. 1 dargestellt (einige erfassen zusätzlich auch andere Symptome).

▶ **Welche sind die am häufigsten angewendeten Skalen?**

Die SANS von Andreasen u. Mitarb. und die PANSS von Kay u. Mitarb.

▶ **Warum hat die Andreasen-Typologisierung der negativen Symptome so eine Verbreitung gefunden?**

Die Andreasen-Typologisierung der negativen Symptome hat so eine Verbreitung gefunden, weil
– sie einfach anzuwenden ist,
– sie ein relativ großes Spektrum von negativen Symptomen abdeckt,
– sie auch leicht in Erinnerung zu behalten ist.

Tabelle **1**   Die wichtigsten Skalen und Instrumente zur Erfassung von negativen Symptomen

Rating Skala	Abkürzung	Autor(en)
Activity Withdrawal Scale	AWS	Venables
Rating Scale for Chronic Schizophrenics	RSCS	Wing
Manchester Rating Scale	MRS	Krawiecka u. Mitarb.
Rating Scale for Emotional Blunting	EBS	Abrams und Taylor
Scale for the Assessment of Negative Symptoms	SANS	Andreasen
Negative Symptom Rating Scale	NSRS	Iager u. Mitarb.
Negative Symptom Behaviour Rating Scale	NSBRS	Pogue-Geile u. Harrow
Intentionalitäts-Skala	InSka	Mundt
Positive and Negative Syndrome Scales for Schizophrenia	PANSS	Kay u. Mitarb.
Subjective Experience of Deficits in Schizophrenia	SEDS	Liddle und Barnes
Schedule for the Deficit Syndrome	SDS	Kirkpatrick u. Mitarb.
Behavioural Observation Schedule	BOS	Atakan und Cooper
Bonn Schedule for the Assessment of Basic Symptoms	BSABS	Huber u. Mitarb.
High Royds Evaluation of Negativity Scale	HEN	Mortimer u. Mitarb.
Psychological Impairments Rating Schedule	WHO/PIRS	WHO

▶ **Welche ist die Eselsbrücke, um die negativen Symptome nach Andreasen zu behalten?**

Die Eselsbrücke, um die negativen Symptome nach Andreasen zu behalten, sind die „6 A".

▶   **Welche sind die „6 A"?**

Die 6 A sind:
- Alogie,
- Affektverflachung,
- Apathie,
- Anhedonie,
- Asozialität,
- Aufmerksamkeitsstörungen.

▶   **Was ist mit Alogie gemeint?**

Mit dem Begriff Alogie ist eine Sprachverarmung und eine Erhöhung der Antwortlatenz von seiten des Patienten gemeint. Der Patient antwortet mit sehr kurzen Antworten relativ lange Zeit nach der Stellung der Frage, und das Gespräch mit ihm ist „verarmt" bzw. wortkarg oder sehr mühsam. Dahinter stehen vorwiegend Denk-, Ausdrucks- und kommunikative Störungen.

▶   **Was ist mit Affektverflachung gemeint?**

Mit Affektverflachung ist eine Verarmung der Affekte, eine Einengung der Modulationsfähigkeit der Affekte sowie eine Reduzierung der affektiven Reagibilität gemeint.

▶   **Was ist mit Apathie gemeint?**

Mit Apathie ist der Mangel an Energie, die Antriebslosigkeit oder die Antriebsminderung, aber darüber hinaus auch die Interesselosigkeit und die Abschwächung des Willens gemeint (man spricht in diesem Zusammenhang auch von Abulie).

▶   **Was ist mit Anhedonie gemeint?**

Hedonie kommt aus dem Griechischen und heißt Vergnügen. Anhedonie bedeutet also die Unfähigkeit des Menschen, Vergnügen und Freude zu empfinden.

▶ **Was ist mit Asozialität gemeint?**

Mit Asozialität ist die Kontaktunfähigkeit oder die Erschwerung der Kontaktfähigkeit und der damit verbundene Mangel an sozialen Interaktionen gemeint. (In der Skala von Andreasen [SANS] werden Anhedonie und Asozialität als eine gemeinsame Gruppe von Symptomen betrachtet.)

▶ **Was beinhaltet die Bezeichnung Aufmerksamkeitsstörung?**

Mit der Bezeichnung Aufmerksamkeitsstörung sind Störungen gemeint, die die Gesamtkonzentrationsfähigkeit des Patienten betreffen.

5   Zur Spezifität der negativen Symptome

▶   **Sind die negativen Symptome spezifisch
    für die Schizophrenie?**

Nein! Die negativen Symptome sind nicht spezifisch für die Schizophrenie. Sie können auch bei anderen psychischen Störungen und körperlichen Erkrankungen auftreten.

▶   **Bei welchen anderen psychischen Störungen
    können negative Symptome auftreten?**

Negative Symptome können auftreten bei:
– schizoaffektiven Erkrankungen,
– Depressionen,
– Angst- und Zwangserkrankungen,
– Anorexie,
– somatoformen Störungen,
– anderen „neurotischen" Störungen,
– Persönlichkeitsstörungen,
– organischen Psychosyndromen,
– anderen psychischen Störungen.

▶   **Welche negativen Symptome treten bei
    schizoaffektiven Erkrankungen auf?**

Alle negativen Symptome können bei schizoaffektiven Erkrankungen
auftreten.
Da die schizoaffektiven Erkrankungen per definitionem eine Mischung
von schizophrenen und affektiven Symptomen darstellen, ist zu erwarten, daß alle Symptome der Schizophrenie auch bei schizoaffektiven Erkrankungen auftreten können. Also auch alle negativen
Symptome. Allerdings ist die Häufigkeit von negativen Symptomen bei
schizoaffektiven Erkrankungen in der Regel geringer als bei den reinen
Schizophrenien.

▶ **Welche negativen Symptome treten bei Depressionen auf?**

Bei Depressionen können alle negativen Symptome auftreten.
Am häufigsten sind aber:
- Anhedonie (Reduzierung bis Erlöschen der Fähigkeit, sich zu freuen und zu vergnügen),
- Abulie (Reduzierung bis Erlöschen der Willensstärke),
- Apathie (Reduzierung bis Erlöschen des Antriebs),
- Asozialität (Reduzierung bis Erlöschen der sozialen Kontakte),
- Aufmerksamkeitsstörung (Konzentrationsstörungen).

Die meisten der negativen Symptome bei den depressiven Erkrankungen sind jedoch aus der primären Störung der Affektivität ableitbar.

▶ **Welche negativen Symptome treten bei depressiv gefärbten neurotischen Störungen auf?**

Bei depressiv gefärbten neurotischen Störungen können alle negativen Symptome auftreten, die auch bei den übrigen depressiven Erkrankungen vorkommen.

▶ **Welche negativen Symptome treten häufiger bei phobischen und anderen Angsterkrankungen auf?**

Bei phobischen und anderen Angsterkrankungen treten vor allem folgende negativen Symptome auf:
- Asozialität (sozialer Rückzug),
- Anhedonie (Reduzierung oder Aufhebung der Fähigkeit, sich zu freuen), in der Regel als passageres Phänomen,
- Aufmerksamkeitsstörungen (auch in der Regel als passageres Phänomen).

Die erwähnten Symptome sind in der Regel sekundär ableitbar aus der Okkupation des Patienten durch den Angstzustand oder Angstinhalte.

▶ **Welche sind die häufigsten negativen Symptome bei Zwangserkrankungen?**

Die häufigsten negativen Symptome bei Zwangserkrankungen sind Aufmerksamkeitsdefizite und andere kognitive Störungen sowie sozialer Rückzug.

Da die Zwangserkrankungen nicht selten komorbid mit einer Depression auftreten können, kann die Gesamtpalette der negativen Symptome, die bei depressiven Zuständen auftreten, auch bei Zwangserkrankungen beobachtet werden.

▶ **Welche sind die häufigsten negativen Symptome bei Anorexie?**

Bei Anorexie sind die häufigsten negativen Symptome:
– Anhedonie,
– Aufmerksamkeitsstörungen,
– Asozialität.
Diese Symptome treten vermehrt bei Anorexie auf, wenn sie auch durch einen depressiven Zustand begleitet ist.

▶ **Welche sind die häufigsten negativen Symptome bei somatoformen Störungen?**

Da die somatoformen Störungen eine hohe Komorbidität mit depressiven Zuständen aufweisen, ist es möglich, daß die Gesamtpalette der negativen Symptome, die bei depressiven Zuständen auftreten, auch bei somatoformen Störungen beobachtet wird.

▶ **Bei welchen anderen „neurotischen Störungen" können negative Symptome auftreten?**

Negative Symptome können bei allen anderen „neurotischen Störungen" auftreten, wie etwa bei hypochondrischen, dysmorphophobischen und Konversionsstörungen.
Hier wird der Begriff „neurotische Störung" im weitesten Sinne verwendet, obwohl der Begriff „Neurose" veraltet ist. Im klinisch-praktischen Alltag findet er häufig trotzdem noch Verwendung.

▶ **Bei welchen Persönlichkeitsstörungen können negative Symptome auftreten?**

Von den erwähnten negativen Symptomen können einige in verschiedenen Kombinationen bei folgenden Persönlichkeitsstörungen auftreten:
– schizoide Persönlichkeitsstörung,
– schizotype Persönlichkeitsstörung,

– paranoide Persönlichkeitsstörung,
– emotional-instabile Persönlichkeitsstörung,
– Borderline-Persönlichkeitsstörung,
– anankastische Persönlichkeitsstörung,
– dependente Persönlichkeitsstörung,
– gemischte Formen aus den oben genannten
  Persönlichkeitsstörungen,
– andere.

▶ **Welche negativen Symptome treten bei den oben
  genannten Persönlichkeitsstörungen auf und in welchem
  Zusammenhang?**

Jedes der negativen Symptome kann bei den genannten Persönlichkeitsstörungen auftreten.
Das Auftreten von negativen Symptomen und ihre Art ergibt sich aus der Merkmalkonstellation der jeweiligen Persönlichkeitsstörung, wie sie in den verschiedenen Klassifikationssystemen dargestellt wird.
Es darf nicht vergessen werden, daß Persönlichkeitsstörungen eine hohe Komorbidität, etwa mit depressiven Störungen, Angsterkrankungen, somatoformen Störungen und anderen psychischen Störungen aufweisen, die auch von negativen Symptomen begleitet werden.

▶ **Welche negativen Symptome treten bei
  organischen Psychosyndromen auf?**

Alle negativen Symptome können bei einem organischen Psychosyndrom auftreten.
Vor allem aber Störungen der Aufmerksamkeit, des Antriebs, der Affektivität, des Denkens und der Sprache.

▶ **Wie kann man die negativen Symptome einer
  bestimmten psychischen Störung zuordnen?**

Negative Symptome können der Schizophrenie oder einem anderen der oben genannten psychopathologischen Zustände zugeordnet werden, vor allem durch:
– die psychopathologische Gesamtkonstellation,
– den Verlauf,
– die biographische Entwicklung,
– die paraklinischen Untersuchungen.

6 Zur Homogenität der negativen Symptome

▶ **Sind die negativen Symptome homogen?**

Nein! Negative Symptome sind inhomogen. Sie sind ein Konglomerat von verschiedenen Phänomenen.

▶ **Was meinen wir mit „Inhomogenität"
der negativen Symptome?**

Mit Inhomogenität negativer Symptome sind folgende Zustände gemeint:
– Unter ein und derselben Symptombezeichnung verbergen sich häufig unterschiedliche psychopathologische Zustände. So ist etwa die Anhedonie der Depression anders als die Anhedonie der Schizophrenie und diese wieder anders als die Anhedonie bei Anorexia nervosa.
– Ein und dasselbe negative Symptom kann unterschiedliche Ursachen haben (so etwa ist es gut vorstellbar, daß die Aufmerksamkeitsstörungen bei der Schizophrenie eine andere Pathogenese haben können als die Aufmerksamkeitsstörungen bei der Depression).
– Negative Symptome sind keine einheitliche Gruppe von Symptomen, die immer als monolithische Formation zusammen auftreten. Sie können in verschiedensten Kombinationen auftreten.
– Häufig handelt es sich um Oberbezeichnungen von mehreren partiellen Störungen. So werden etwa als Aufmerksamkeitsstörungen verschiedenste Formen von Störungen der Aufmerksamkeit bezeichnet, etwa Störungen der Selektivität oder der Ausdauer, der Fokussierbarkeit u. a.

▶ **Was ist gemeint mit: „Unter ein und derselben
Symptombezeichnung verbergen sich häufig unterschiedliche psychopathologische Zustände"?**

„Unter ein und derselben Symptombezeichnung verbergen sich häufig unterschiedliche psychopathologische Zustände". Es ist die unterschiedliche psychopathologische „Feinstruktur" gemeint, z.B.:

– Die Aufmerksamkeitsstörung der schizophrenen Patienten ist struk-
turell gesehen nicht gleichzusetzen mit der Aufmerksamkeitsstörung des depressiven Patienten. Die erste ist höchstwahrscheinlich
eine primäre kognitive Störung, die andere ein Resultat des depressiven Desinteressiertseins.
– Die Affektverflachung der schizophrenen Patienten ist nicht mit der
schweren Modulierbarkeit der Affekte des depressiven Patienten
gleichzusetzen.
– Die Anhedonie der Schizophrenen unterscheidet sich von der Anhedonie des Persönlichkeitsgestörten oder des Anorektikers… usw.

▶ **Was ist gemeint mit: „Ein und dasselbe negative Symptom
kann unterschiedliche Ursachen haben"?**

„Ein und dasselbe negative Symptom kann unterschiedliche Ursachen
haben." Ein negatives Symptom kann sowohl als primär „morbusgebunden" als auch sekundär und ableitbar aus anderen psychopathologischen Symptomen oder Zuständen entstehen (s. primäre und sekundäre Symptome). Aber auch primäre negative Symptome können
unterschiedliche biologisch-pathophysiologische Entstehungsmecha-
nismen haben.

▶ **Was ist gemeint mit: „Die negativen Symptome stellen
keine monolithischen Formationen dar"?**

Mit der Aussage „die negativen Symptome stellen keine monolithischen Formationen dar" ist folgendes gemeint:
Negative Symptome treten nicht immer alle zusammen bei ein und
demselben Patienten auf. Sie können vereinzelt auftreten oder in unterschiedlichen Kombinationen. Sie können auch verschiedenartig und
-gradig von therapeutischen Maßnahmen beeinflußt werden. Das
heißt, sie können auch unterschiedliche ätiopathogenetische Mechanismen sowohl im biologischen als auch im psychologischen sowie im
soziologischen Bereich haben.

▶   **Was ist gemeint mit: „Bei der Bezeichnung ‚negative Symptome' handelt es sich häufig um Oberbezeichnungen für mehrere partielle Störungen"?**

Aus Gründen der Praktikabilität und der Einfachheit – vor allem bei der Durchführung von verschiedenen nicht-psychopathologischen Studien oder auch im Sog der klinischen Routine und Betriebsamkeit – werden unterschiedliche Störungen von Funktionen, der Erlebens- und Ausdrucksweise mit Oberbegriffen bezeichnet. So hat etwa der hirnorganische Patient, der sich nicht lange auf etwas konzentrieren kann, weil seine Konzentrationsfähigkeit leicht erschöpfbar ist, eine Konzentrationsstörung, aber diese differiert von der Konzentrationsstörung z.B. eines schizophrenen Patienten, der vorwiegend Störungen der Selektivität, der Fokussierbarkeit und der Verarbeitungsprozesse im Rahmen der konzentrativen Tätigkeiten hat.

Bei beiden Gruppen wird im klinischen Alltag oder in vereinfachten Erfassungsinstrumenten die Oberbezeichnung „Aufmerksamkeitsstörungen" oder Konzentrationsstörungen verwendet.

Die „Alogie" (Sprachverarmung, Verlängerung der Antwortlatenz usw.) ist bei einem hirnorganischen Patienten, bei dem vorwiegend das Sprachtempo beeinträchtigt ist, von der „Alogie" des schizophrenen Patienten zu unterscheiden, bei dem vorwiegend kognitiv-assoziative Mechanismen gestört sind, und dies ist wiederum anders als bei der Sprachverarmung des depressiven Patienten, bei dem die Restriktion der Mitteilungsbereitschaft im Vordergrund steht.

7 Primäre und sekundäre negative Symptome der Schizophrenie

▶ **Wie kann man die negativen Symptome der Schizophrenie unterscheiden?**

Die negativen Symptome der Schizophrenie kann man in primär und sekundär unterscheiden (Abb. 1).

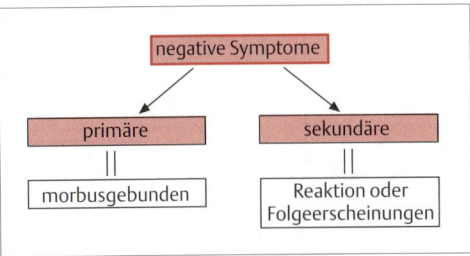

Abb. 1 Unterscheidung der negativen Symptome der Schizophrenie.

▶ **Wann werden negative Symptome der Schizophrenie als „primär" bezeichnet?**

Als primäre negative Symptome der Schizophrenie bezeichnet man diejenigen Symptome, die nicht ableitbar sind von:
– anderen psychopathologischen Symptomen,
– somatologischen Symptomen oder somatischen Beeinträchtigungen,
– situativen Faktoren,
– psychologischen Faktoren,
– pharmakologischen Wirkungen.
Die primären negativen Symptome werden als eng „morbus-gebunden" betrachtet.

▶   **Wann werden negative Symptome der Schizophrenie als „sekundär" bezeichnet?**

Als sekundär werden negative Symptome der Schizophrenie bezeichnet, wenn sie ableitbar sind von (Abb. **2**):
– anderen psychopathologischen Symptomen,
– somatologischen Symptomen oder somatischen Beeinträchtigungen,
– situativen Faktoren,
– psychologischen Faktoren,
– pharmakologischen Wirkungen.

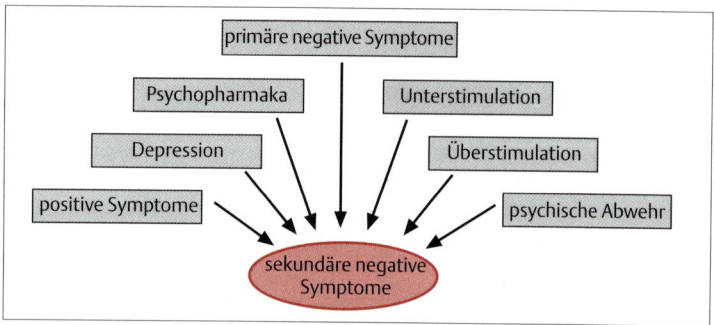

Abb. **2**   Sekundäre negative Symptome der Schizophrenie.

▶   **Von welchen psychopathologischen Symptomen können sekundäre negative Symptome abgeleitet werden?**

Sekundäre negative Symptome können sowohl von positiven als auch von anderen negativen Symptomen sowie Symptomen aus anderen psychopathologischen Kategorien abgeleitet werden. Etwa aus produktiv-psychotischen Symptomen können Aufmerksamkeitsstörungen, sozialer Rückzug usw. abgeleitet werden. Aber auch ein negatives Symptom kann von einem anderen negativen Symptom ableitbar sein. Die Antriebsminderung z.B. kann zu einem sozialen Rückzug oder zu einer Abulie führen. Der Patient, der eine Minderung seiner Spannkraft und seiner Energie bemerkt, versucht bewußt oder unbewußt, seine Kräfte zu ökonomisieren, z.B. durch Einschränkung von sozialen Kontakten, Reduzierung der Aktivitäten usw. Oder ein Patient mit Konzentrationsstörungen zieht sich zurück, tut wenig, weil eben seine Konzentrationsfähigkeit ihm nicht viel mehr erlaubt.

▶ **Welche somatischen Faktoren können bei schizophrenen Patienten sekundäre negative Phänomene hervorrufen?**

Eine Vielzahl von somatischen Faktoren, z. B. Nebenwirkungen der neuroleptischen Therapie wie extrapyramidale Symptome oder Akkommodationsstörungen u. ä., können sekundäre negative Symptome hervorrufen.
Der Patient zieht sich sozial zurück, um die sichtbare Stigmatisierung zu vermeiden. Aufgrund der Beeinträchtigung der Koordination versucht er, so wenig wie möglich zu machen oder wegen der Akkommodationsstörungen das Lesen zu vermeiden. Alle diese sekundären Symptome können als „sozialer Rückzug" oder „Apathie" oder „Konzentrationsstörungen" imponieren.

▶ **Welche psychologischen und situativen Faktoren können zu sekundären negativen Symptomen führen?**

In ähnlicher Weise wie oben beschrieben kann die Wahrnehmung von bestimmten Defiziten durch den Patienten, etwa im Bereich der Aufmerksamkeit oder des Antriebs, zu einer Ökonomisierung der eigenen psychischen Kräfte und zu einer Selbstbewältigung der defizitären Erscheinungen führen.
Es entsteht dann ein Apathiesyndrom oder ein sozialer Rückzug, was jedoch nach genauer Exploration als ableitbar von anderen Störungen erkennbar ist. Zustände der psychosozialen Überstimulation können sekundäre negative Symptome hervorrufen, die dann eine Abwehrfunktion haben. Auch Zustände von psychosozialer Unterstimulation können im Rahmen der Atrophisierung von Fähigkeiten und Kapazitäten zu sekundären negativen Symptomen führen.

▶ **Was ist mit sekundären negativen Symptomen bei der Schizophrenie als Begleit- und Folgeerscheinungen der Psychopharmakotherapie gemeint?**

Mit sekundären negativen Symptomen bei der Schizophrenie als Begleit- und Folgeerscheinungen der Psychopharmakotherapie ist gemeint:
Außer den extrapyramidalen Nebenwirkungen (s. oben) können auch Antriebsminderung, depressive Zustände, Unruhe, Libidobeeinträchtigung u. a. durch die Psychopharmakotherapie entstehen, die dann sekundäre negative Symptome verursachen können, wie etwa Apathie, sozialer Rückzug, Anhedonie oder anderes.

▶ **Ist die Unterscheidung zwischen primären und sekundären negativen Symptomen bei der Schizophrenie wichtig?**

Ja! Die Unterscheidung zwischen primären und sekundären negativen Symptomen bei der Schizophrenie ist eine der wichtigsten und folgenreichsten Entscheidungen bei der Zuordnung der negativen Symptomatik.

▶ **Welche klinischen Konsequenzen hat die Unterscheidung in primäre und in sekundäre negative Symptome einer Schizophrenie?**

Die Unterscheidung in primäre und sekundäre negative Symptome einer Schizophrenie hat vor allem folgende klinische Konsequenzen:
- pharmakotherapeutische,
- psychisch-soziotherapeutische,
- rehabilitative.

▶ **Welche pharmakotherapeutische Konsequenz hat die Unterscheidung in primäre und sekundäre negative Symptome?**

- Primäre negative Symptome benötigen vor allem eine gezielte Pharmakotherapie in Kombination mit anderen supportiven therapeutischen Maßnahmen.
- Sekundäre Phänomene benötigen manchmal eine Dosisreduzierung des schon gegebenen Pharmakons.
- Sekundäre negative Symptome benötigen unbedingt auch nichtpharmakologische Zusatztherapien, etwa psychoedukative, psychologische und sozialtherapeutische Maßnahmen (S. 60).

▶ **Ist die Unterscheidung in primäre und sekundäre negative Symptome der Schizophrenie auch für Forschungszwecke wichtig?**

Ja! Die Unterscheidung in primäre und sekundäre negative Symptome der Schizophrenie ist auch für Forschungszwecke wichtig. Wenn diese wichtige psychopathologische Unterscheidung der negativen Symptomatik nicht stattfindet, dann ist die ätiopathogenetische, pharmakologische, psychotherapeutische und Rehabilitationsforschung durch inhomogene Phänomene und Populationen nur bedingt aussagekräftig.

8 Von negativen Symptomen zu negativen Syndromen?

▶ **Ist es sinnvoll, von einem negativen und einem positiven schizophrenen Syndrom zu sprechen?**

Von einem negativen und einem positiven schizophrenen Syndrom zu sprechen ist sinnvoll, wenn damit nur das querschnittsmäßige Erscheinungsbild gemeint ist: nur die aktuelle Krankheitsepisode oder ein fortbestehender psychopathologischer Zustand.

▶ **Welche Typen von Krankheitsepisoden können dann definiert werden?**

Auf der Basis der Unterscheidung in negative und positive Symptome können 3 Krankheitsepisodentypen definiert werden:
- positive Krankheitsepisode,
- negative Krankheitsepisode,
- gemischte Krankheitsepisode.

▶ **Welche sind die erscheinungsbildlichen Charakteristika der positiven schizophrenen Krankheitsepisode?**

Eine positive Krankheitsepisode wird erscheinungsbildlich folgendermaßen charakterisiert:
- Durch das Auftreten von nur positiven Krankheitssymptomen.
- Die positiven Symptome dominieren das psychopathologische Bild stark, während die negativen Symptome nur andeutungsweise und ansatzweise vorhanden sind.

▶ **Wann wird eine schizophrene Krankheitsepisode als negativ bezeichnet?**

Eine schizophrene Krankheitsepisode wird als negativ bezeichnet:
- Wenn nur negative Symptome vorhanden sind.
- Die negativen Symptome dominieren das psychopathologische Bild stark, während die positiven Symptome nur andeutungsweise und ansatzweise vorhanden sind.

▶ **Wann wird eine schizophrene Krankheitsepisode
als „gemischt" bezeichnet?**

Eine Krankheitsepisode wird als gemischt bezeichnet, wenn sowohl
positive als auch negative Symptome das Krankheitsbild kennzeichnen.

▶ **Welche Probleme sind mit der Bezeichnung einer
schizophrenen Krankheitsepisode als positiv verbunden?**

Die positiven Symptome können so beeindrucken, so intensiv sein und
so im Vordergrund stehen, daß eine möglicherweise vorhandene negative Symptomatik nicht wahrgenommen wird. Manchmal maskieren
bzw. verdecken positive Symptome die negative Symptomatik, die aber
auch in diesem Fall sehr wohl vorhanden ist.

▶ **Welche Probleme sind mit der Bezeichnung einer
schizophrenen Krankheitsepisode als negativ verbunden?**

Wenn bestimmte negative Symptome, wie etwa die Sprachverarmung
oder die Apathie, sehr im Vordergrund stehen, dann können möglicherweise vorhandene positive Symptome nicht eruiert bzw. nicht zum
Ausdruck gebracht werden. Vor allem chronifizierte Formen des Wahns,
der Halluzinationen und der Beeinträchtigungserlebnisse werden von
chronischen Patienten mit starker negativer Symptomatik häufig nicht
vorgetragen bzw. nicht in den Vordergrund gestellt.

▶ **Welche Probleme sind mit der Bezeichnung einer
schizophrenen Krankheitsepisode als „gemischte
Krankheitsepisode" verbunden?**

Die vorhandenen negativen Symptome innerhalb einer „gemischten
schizophrenen Krankheitsepisode" können Resultat oder Reaktion auf
die positiven Symptome bzw. Resultat der eingesetzten Medikation
gegen die positiven Symptome sein. In diesem Sinne ist eine genaue
psychopathologische Unterscheidung nach primären und sekundären
negativen Symptomen sinnvoll und notwendig.

▶ **Was für klinisch-praktische Konsequenzen hat die Unterscheidung in positive, negative und gemischte schizophrene Krankheitsepisoden?**

Die Differenzierung zwischen den verschiedenen Erscheinungsformen der jeweiligen schizophrenen Krankheitsepisoden hat vor allem therapeutische Konsequenzen:

– für die Wahl und den entsprechenden Einsatz der effektivsten pharmakotherapeutischen Strategie (S. 35),
– für das Einsetzen von geeigneten nichtpharmakologischen Zusatztherapien (S. 60).

▶ **Welchen Forschungszwecken kann die Unterscheidung in positive, negative und gemischte schizophrene Krankheitsepisoden dienen?**

Eine Unterscheidung der schizophrenen Krankheitsepisoden in positiv, negativ und gemischt ist für Forschungszwecke notwendig:

– für die Durchführung aussagekräftiger pharmakotherapeutischer Forschung,
– für die Entwicklung psychosozialer Behandlungsprogramme,
– für die genetische Forschung,
– für die biologische Forschung insgesamt,
– für die Verlaufs- und Prognoseforschung.

9 Positive versus negative Schizophrenie?

▶ **Gibt es eine positive und eine negative Schizophrenie, also 2 verschiedene Krankheitsformen der Schizophrenie?**

Eine Trennung von 2 unterschiedlichen Krankheitsformen in positive und negative Schizophrenie ist Unsinn. Dagegen spricht eindeutig der longitudinale Verlauf der Schizophrenie: Bei ein und demselben Patienten treten in der Regel alle 3 Formen von Krankheitsepisoden auf. Ein Patient kann initial eine positive Krankheitsepisode haben, im Verlauf jedoch treten in der Regel – *praktisch fast immer* – auch negative oder gemischte Krankheitsepisoden auf, oder die Krankheit eines Patienten beginnt zwar mit im Vordergrund stehenden negativen bzw. positiven Symptomen, im Verlauf kommen jedoch positive bzw. negative Symptome dazu und das Ganze gestaltet sich zu gemischten Krankheitsepisoden.

▶ **Gibt es auch reine positive und reine negative Verläufe?**

Reine positive und reine negative Verläufe gibt es zwar, sie sind aber selten. Wenn man die longitudinalen Verlaufsuntersuchungen mit einem über 20jährigen Krankheitsverlauf berücksichtigt, dann ist leicht zu erkennen, daß die reinen Verlaufsformen eine große Seltenheit sind (Abb. 3).

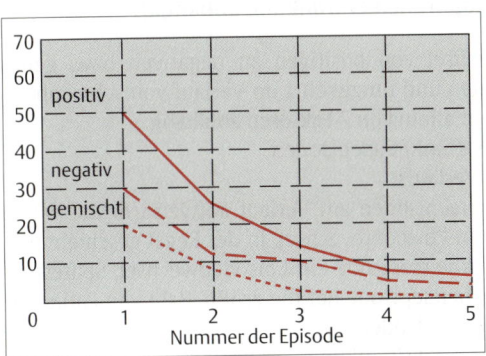

Abb. 3 Anteil der Patienten in %, die im Verlauf nur einen Episodentyp aufweisen.

Teilweise sind reine Verläufe sogar ein Artefakt. Negative Symptome können durch floride, intensive, beeindruckende positive Symptome verdeckt werden. Aber auch umgekehrt, positive Symptome können durch eine schwere Apathie, Sprachverarmung, sozialen Rückzug oftmals nicht adäquat zum Ausdruck gebracht werden. Prinzipiell kann man davon ausgehen, daß Patienten, die tatsächlich im Gesamtverlauf nur ein und denselben Typ von schizophrenen Krankheitsepisoden aufweisen, also nur positiv, nur negativ oder nur gemischt, eine Rarität sind. In der Regel findet ein Wechsel der Krankheitsepisoden – bzw. ein Syndromwechsel oder ein Shift der Krankheitsepisoden – statt (Abb. **4**). Es ist festzuhalten, daß reine positive oder reine negative schizophrene Langzeitverläufe zwar in einer geringen Anzahl prinzipiell möglich sind, diese aber nur die Ausnahme darstellen.

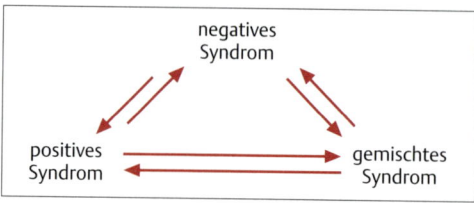

Abb. **4**   Mögliche Wechsel der Krankheitsepisoden (Syndromwechsel bzw. Syndromshift).

▶   **Wovon ist der Syndromwechsel zwischen den verschiedenen Krankheitsepisodentypen im Verlauf einer schizophrenen Erkrankung abhängig?**

Der Syndromwechsel von positiven zu negativen bzw. gemischten Krankheitsepisoden und umgekehrt im Verlauf von schizophrenen Erkrankungen ist vor allem von 2 Faktoren abhängig:
– der Anzahl der Krankheitsepisoden,
– der Dauer des Verlaufs.
Je mehr Krankheitsepisoden ein Verlauf aufweist, desto wahrscheinlicher gibt es einen Episodenwechsel. In der Regel geschieht schon bei der zweiten Krankheitsepisode ein Episodenwechsel. Spätestens nach der vierten Krankheitsepisode hat die größte Zahl von Patienten mehr als einen Krankheitsepisodentyp.
Nach einer Dauer der Erkrankung von über 20 Jahren weisen ca. 90% der Patienten mehr als einen Krankheitsepisodentyp auf.

Es muß festgehalten werden:
Syndromstabilität ist bei schizophrenen Verläufen eine Seltenheit. Sie rechtfertigt die Unterscheidung in eine „positive" und eine „negative" Schizophrenie nicht!

▶ **Was ist mit „Typ I" oder „positive" und „Typ II" oder „negative" Schizophrenie gemeint?**

In den 80er Jahren wurde von einigen Autoren (bekanntester davon ist der Engländer Tim Crow) postuliert, daß 2 verschiedene Typen der Schizophrenie bestehen, die unterschiedliche ätiopathogenetische, Verlaufs-, prognostische und therapeutische Charakteristika haben. Die eine nannte man „positive Schizophrenie" oder „Typ-I-Schizophrenie" und die andere „negative Schizophrenie" oder „Typ II".

▶ **Welche wären dann die wesentlichen Charakteristika der positiven Schizophrenie?**

Die wesentlichen Charakteristika der sog. positiven Schizophrenie – also Typ I – wären dann:
– Auftreten von positiven Symptomen,
– späterer Beginn,
– gutes prämorbides Adaptationsniveau,
– keine strukturellen Veränderungen des Gehirns,
– Störungen des dopaminergen Systems,
– gute therapeutische Resonanz auf Neuroleptika,
– relativ gute Prognose.

▶ **Welche wären die wesentlichen Merkmale der negativen Schizophrenie?**

Nach der oben genannten Dichotomie wären dann die wesentlichen Merkmale einer negativen Schizophrenie:
– Auftreten von negativen Symptomen,
– früher Beginn,
– schlechte prämorbide psychosoziale Adaptation,
– strukturelle Veränderungen des Gehirns,
– keine dopaminergen Störungen,
– keine gute Therapieresonanz auf Neuroleptika,
– schlechte Prognose.

▶   **Sind die oben genannten dichotomen Modelle noch aktuell?**

Die genannten dichotomen Modelle sind weitgehend nicht mehr aktuell.

▶   **Was hat zur Relativierung beigetragen?**

Zur starken Relativierung von dichotomen Modellen der Schizophrenie hat vor allem die Langzeitverlaufsforschung beigetragen, die die reinen Formen als hohe Seltenheit und als faktisch nicht existent bestätigte, aber auch die Inkonsistenz
– der morphologischen Befunde,
– der funktionellen biologischen Befunde,
– der genetischen Befunde
– sowie die Relativierung der These der guten oder der schlechten Therapieresonanz.

10 Hypothesen zur Ätiopathogenese der negativen Symptome der Schizophrenie

▶ **Welche ist die Ursache der negativen Symptome?**

Eine Vielzahl von Störungen, Zuständen und anderen Faktoren können zur Entstehung von negativen Symptomen beitragen (Abb. **5**).

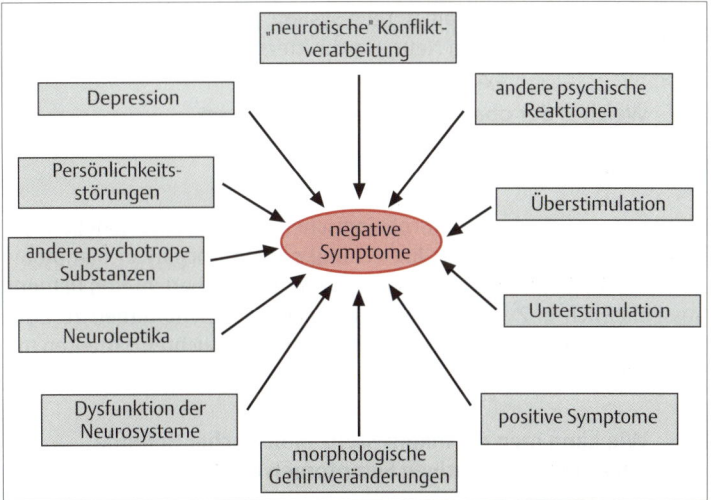

Abb. **5** Ursachen für die Entstehung von negativen Symptomen.

Im allgemeinen kann gesagt werden, daß für die Entstehung von primären negativen Symptomen vorwiegend morphologisch-biologische Erklärungsmodelle angenommen werden.
Für die sekundären negativen schizophrenen Symptome werden dagegen vorwiegend psychologisch-soziologische Erklärungsmodelle aufgestellt.

▶ **Welche sind die wichtigsten Erklärungsmodelle zur Entstehung von primären negativen Symptomen der Schizophrenie?**

Zur Zeit werden folgende biologischen Erklärungsmodelle der primären negativen Symptome der Schizophrenie diskutiert:
- strukturelle, morphologisch faßbare Veränderungen in bestimmten Hirnregionen,
- Dysfunktionen im dopaminergen System,
- Dysfunktionen im serotonergen System,
- Dysfunktionen im cholinergen System,
- Dysfunktionen im noradrenergen System,
- Dysfunktionen im glutamatergen System,
- Störungen von anderen Neurotransmittersystemen.

▶ **Welches der oben genannten biologischen Erklärungsmodelle der primären negativen Symptome ist konsistent?**

Keines davon! Weder die morphologischen, noch die funktionellen biologischen Befunde über die Entstehung primärer negativer Symptome sind bis jetzt konsistent. Das heißt, daß keiner der berichteten Befunde ausschließlich in Zusammenhang mit negativen Symptomen zu bringen ist, aber auch keiner davon ist bei allen untersuchten Patienten mit negativen Symptomen bestätigt.

▶ **Wie kann man die Inkonsistenz biologischer Befunde bei primären negativen Symptomen erklären?**

Die Inkonsistenz biologischer Befunde im Zusammenhang mit der Entstehung primärer negativer Symptome der Schizophrenie kann möglicherweise durch folgende 4 Faktoren erklärt werden:
- Negative Symptome sind nicht selten sekundär, also ableitbar aus psychologischen, situativen, somatologischen, pharmakologischen und psychopathologischen Faktoren. Die Unterscheidung zwischen primären (d.h. nicht aus den genannten Faktoren ableitbaren) und sekundären (d.h. aus den genannten Faktoren ableitbaren) negativen Symptomen benötigt also gute psychopathologische Kenntnisse, intensive individuelle Beschäftigung mit dem jeweiligen Patienten, längere Beobachtungszeit, biographische Analysen, Fremdanamnese usw., was bei vielen pharmakologischen, labortechnischen oder all-

gemeinbiologischen Studien der Schizophrenie nicht immer adäquat stattfindet.

– Die primären negativen Symptome der Schizophrenie sind inhomogen, d.h., sie treten nicht als eine monolithische Formation auf, wie bereits gesagt wurde. Es ist wohl möglich, und davon muß man stark ausgehen, daß etwa der Anhedonie andere pathophysiologische Mechanismen zugrunde liegen als z.B. den Konzentrationsstörungen, der Sprachverarmung oder der Affektverflachung usw. Damit sind auch möglicherweise die unterschiedlichen und inkonstanten biologischen Befunde zu erklären.

– Negative und positive Symptome der Schizophrenie interferieren miteinander und sind voneinander abhängig. Obwohl die Frage noch nicht beantwortet ist, ob positive Symptome eine psychopathologische Evolution der negativen Symptome darstellen oder umgekehrt, bestätigen die meisten psychopathologischen Verlaufsstudien eine hohe Abhängigkeit der beiden Symptomformen voneinander.

– Negative Symptome der Schizophrenie können in verschiedenen Stadien der Erkrankung auftreten. Sie treten in prodromalen, in floriden und in sog. residualen Zuständen als persistierende Alterationen auf. Man vermutet, daß bei chronifizierten persistierenden Zuständen die morphologischen oder die funktionellen Veränderungen im Gehirn anders aussehen und anders gestaltet sind als im prodromalen oder floriden Stadium.

▶ **Ist die Inkonsistenz der biologischen Befunde bzgl. der primären negativen Symptome der Schizophrenie ein Beweis dafür, daß sie keinen biologischen Ursprung haben?**

Nein, keineswegs! Die Inkonsistenz der biologischen Befunde bzgl. der primären negativen Symptome der Schizophrenie ist kein Beweis dafür, daß sie keinen biologischen Ursprung haben.

Alles deutet darauf hin, daß primäre negative Symptome der Schizophrenie doch einen biologischen Ursprung haben!

Die Inkonsistenz der biologischen Befunde bedeutet lediglich, daß wir nicht genau wissen, welches tatsächlich das biologische Substrat der negativen schizophrenen Symptome ist. Es kann aber auch bedeuten, daß primäre negative Symptome eine multifaktorielle Genese haben. Das heißt, daß die erwähnten Dysfunktionen von verschiedenen Neurotransmittersystemen nur partiell zu der Entstehung von Symptomen beitragen, etwa durch die Regulierung oder Dysregulierung von anderen über- oder untergeordneten Funktionen oder durch das Zusammenwirken von mehreren Neurotransmittersystemen.

Es heißt aber auch, daß die Rekrutierung von Patientenpopulationen zur Untersuchung der Genese primärer negativer Symptome auf gute klinische Kenntnisse, die Anwendung einer soliden Psychopathologie sowie die Berücksichtigung von psychologisch-biographisch relevanten Aspekten angewiesen ist, um monoforme Gruppen zu rekrutieren. Dies ist leider nicht unbedingt die größte Stärke aller biologischen Untersuchungen! Dennoch soll man die genannten Aspekte stärker berücksichtigen; es gibt ja keine allgemein akzeptierten Tiermodelle der negativen schizophrenen Symptomatik, auf die man ausweichen könnte!

11 Therapie der negativen Symptome der Schizophrenie

Pharmakotherapie

■ **Wesentliche Vorbemerkungen zur Pharmakotherapie negativer Symptome**

▶ **Sind negative Symptome der Schizophrenie irreversibel?**

Prinzipiell sind negative Symptome der Schizophrenie nicht irreversibel. Sie sind grundsätzlich durch eine geeignete Kombination von Pharmakotherapie und psychologisch orientierten Bewältigungstherapien zu beeinflussen oder sie können auch spontan remittieren, allerdings in geringerem Maße und geringerer Anzahl von Fällen als die positiven schizophrenen Symptome.

▶ **Sind negative Symptome persistenter als positive Symptome der Schizophrenie?**

In der Regel ja! Negative Symptome sind persistenter als die positiven Symptome der Schizophrenie.
Die Reversibilität oder Minderung oder Modifizierung der negativen Symptome der Schizophrenie dauert viel länger als die der positiven Symptome. Negative schizophrene Symptome persistieren in der Regel viel länger als positive Symptome oder sie werden im Verlauf bereichert und kompliziert durch dazu entstehende sekundäre negative Symptome (s. Kap. **7**).

▶ **Sind negative Symptome der Schizophrenie therapieresistenter als positive Symptome?**

In der Regel ja! Die negativen Symptome der Schizophrenie sind therapieresistenter als die positiven Symptome.

▶   **Welche Gründe führen zu der größeren Therapieresistenz und Persistenz der negativen Symptome?**

Die verschiedensten Gründe und Faktoren können zu einer Therapieresistenz und Persistenz der negativen Symptome der Schizophrenie führen. Sie können in 2 größere Gruppen unterteilt werden:
- autochthone bzw. primäre Persistenz und Resistenz,
- artefizielle bzw. sekundäre Persistenz und Resistenz.

▶   **Was ist unter autochthoner bzw. primärer Therapieresistenz und Persistenz zu verstehen?**

Man kann mindestens 7 Hypothesen formulieren, die die wichtigsten autochtonen bzw. primären Gründe für die Therapieresistenz und Persistenz der negativen Symptome erklären könnten:
- Negative Symptome sind wahrscheinlich substratnah und direkt mit Funktionsstörungen des Gehirns verbunden.
- Sie sind Grund- oder Basissymptome, auf denen andere Symptome, z. B. die positiven, basieren.
- Es finden sich häufiger Korrelationen mit irreversiblen Strukturveränderungen des Gehirns als bei den positiven Symptomen.
- Es gibt eine stärkere genetische Determinierung der negativen Symptome.
- Negative Symptome werden früh manifest, sie bleiben lange unerkannt und oftmals ohne jegliche Therapie, so daß es später zu einer „Verfestigung" kommen kann.
- Es besteht eine lange Latenz zwischen Entstehung der negativen Symptome und Erreichen einer klinischen Relevanz, die zur Therapie führen kann.
- Die phänomenologische Inhomogenität der negativen Symptome kann eine pathogenetische Inhomogenität als Ursache haben, d. h., daß die verschiedenen Formen negativer Symptome durch unterschiedliche pathogenetische Mechanismen entstehen. Daher werden zu ihrer Beeinflussung unterschiedliche Substanzen benötigt.

Dies sind die wichtigsten Hypothesen, die die Therapieresistenz und Persistenz der negativen Symptome zu erklären versuchen, wobei natürlich auch andere hinzukommen können.

▶ **Welche sind die wesentlichsten „artefiziellen"
bzw. sekundären Gründe für die Therapieresistenz
und Persistenz von negativen Symptomen?**

Man kann auch dafür mindestens 7 Hypothesen formulieren, die die wichtigsten Gründe für eine artefizielle bzw. sekundäre Therapieresistenz und Persistenz der negativen Symptome erklären könnten:

– Negative Symptome können sekundäre Phänomene sein, verursacht durch interferierende Faktoren (s. Kap. 7).
– Wie „negative Symptome" aussehende Verhaltensmuster können psychologisch-psychodynamische Reaktionen und Verhaltensmuster der Patienten im Sinne der Abwehr und der psychomotorischen Ökonomie darstellen (s. Kap. 7 u. S. 60).
– Negative Symptome sind unspezifisch. Sie könnten im Rahmen anderer Erkrankungen auftreten, wobei dann verschiedenartige Therapien nötig sind (s. Kap. 5).
– Negative Symptome werden in Klinik und Forschung oft ungenau definiert. Man findet die verschiedensten inhaltlichen Definitionen für einige negative Symptome, z. B. für Alogie, Anhedonie, Affektverflachung usw.
– Negative Symptome sind schwer operationalisierbar. Vor allem die Grenzen zwischen pathologischen und normalen und zwischen krankhaften und persönlichkeitsgebundenen Merkmalen sind unscharf.
– Die meisten operationalen Instrumente zur Erfassung von negativen Symptomen sind zwangsläufig durch psychopathologische Globalität und Verwendung von Oberbegriffen gekennzeichnet und dadurch insuffizient zur Erfassung und Unterscheidung zwischen primären und sekundären negativen Symptomen sowie zwischen Krankheitserscheinungen und Persönlichkeitsmerkmalen und zwischen verschiedenen psychopathologischen „Subformen" von Symptomen (s. Kap. 4).
– Viele klinisch-pharmakologischen Studien, die die Wirkung von Substanzen gegen negative Symptome prüfen, sind durch die oben genannten Faktoren zur Globalität und manchmal zu einer psychopathologisch schlechten Qualität verurteilt.

▶ **Welche ist die wichtigste Voraussetzung für eine möglichst erfolgreiche Pharmakotherapie negativer Symptome bei einer gesicherten Schizophrenie?**

Die Erfassung, ob die negativen Symptome primär oder sekundär sind!

▶ **Welche anderen Voraussetzungen sind wichtig für den Erfolg einer Pharmakotherapie der negativen Symptome?**

Nachdem man sich durch die eingehende psychopathologische Untersuchung, durch die Betrachtung der biographischen Entwicklung und des aktuellen interaktionalen und sozialen Status des Patienten sowie auch der möglichen somatologischen Beeinträchtigungen überzeugt hat, daß die eruierten negativen Symptome primär sind, sollte man folgenden Richtlinien folgen:
– Wahl des geeigneten Pharmakons (s. unten).
– Berücksichtigung der Dosisabhängigkeit für die Beeinflussung der primären negativen Symptome und zur Vermeidung der Entstehung von sekundären negativen Symptomen (S. 40).
– Lange Behandlungsdauer! Die Pharmakotherapie der primären negativen Symptome der Schizophrenie benötigt Ausdauer und Geduld! Viel mehr als die der positiven Symptome (S. 41).
– Unterstützung der Pharmakotherapie durch bewältigungsorientierte Zusatztherapien (S. 42).
– Vermeidung eines „Überforderungs- oder Überstimulationssyndroms" während der Pharmakotherapie (S. 42).
– Vermeidung eines „Unterstimulationssyndroms" während der Pharmakotherapie (S. 42).

■ **Wahl des geeigneten Pharmakons**

▶ **Welche Pharmaka kommen für die Behandlung von primären negativen Symptomen der Schizophrenie in Betracht?**

Bei der Behandlung von primären negativen Symptomen der Schizophrenie kommen in Betracht:
– Neuroleptika,
– Antidepressiva,
– andere Substanzen.

▶ **Welche Neuroleptika kommen in Betracht?**

Praktisch können alle Neuroleptika, allerdings verschiedenartig und -gradig, die negativen Symptome der Schizophrenie beeinflussen. Es scheint jedoch, daß die günstige Wirkung von einigen sog. „atypischen" Neuroleptika bzw. Neuroleptika der neuen Generation, wie etwa Clozapin, Risperidon, Sulpirid oder Zotepin, auf die negative Symptomatik der Schizophrenie ausgeprägter ist als die der „typischen" Neuroleptika.

▶ **Haben auch sog. „klassische" oder „typische" Neuroleptika eine Wirkung auf negative Symptome?**

Ja! Auch sog. „klassische" oder „typische" Neuroleptika können eine Wirkung auf negative Symptome haben.
Aber es scheint, daß die sog. atypischen Neuroleptika häufiger und stärker die negative Symptomatik beeinflussen als die typischen oder klassischen Neuroleptika.

▶ **Welche Neuroleptika werden in der Regel als „klassisch" oder „typisch" bezeichnet?**

Die Begriffe klassische oder typische Neuroleptika sind inzwischen sehr elastisch geworden, weil Eigenschaften, die nur den typischen Neuroleptika zugeschrieben wurden, später auch bei den sog. atypischen Neuroleptika beobachtet worden sind. In der Regel werden als klassische oder typische Neuroleptika diejenigen Neuroleptika bezeichnet, die parallel zu ihrer psychotropen Wirkung – vorwiegend antipsychotische Wirkung – auch ausgeprägte extrapyramidal-motorische Nebenwirkungen haben.

▶ **Welche Substanzen werden als „atypische" Neuroleptika bezeichnet?**

Als atypische Neuroleptika werden Substanzen bezeichnet, die zwar eine antipsychotische Wirkung haben, aber keine oder relativ geringe extrapyramidale Nebenwirkungen.
Dies wird durch eine selektivere Wirkung auf Dopaminrezeptoren in unterschiedlichen Hirnregionen (z.B. präferentiell mesolimbisch) oder durch eine Hauptwirkung auf andere Rezeptoren erklärt (etwa Serotoninrezeptoren).

▶ **Welche sind die am häufigsten gegen die negative Symptomatik angewendeten atypischen Neuroleptika?**

Die zur Zeit am häufigsten gegen die negative Symptomatik angewendeten Neuroleptika mit kaum oder geringen extrapyramidal-motorischen Nebenwirkungen sind:
– Clozapin,
– Risperidon,
– Sulpirid,
– Zotepin.

▶ **Worauf muß man bei der Behandlung von negativen Symptomen der Schizophrenie mit typischen Neuroleptika achten?**

Bei der Behandlung von negativen Symptomen der Schizophrenie mit typischen Neuroleptika muß man darauf achten, daß diese Substanzen selbst „sekundäre negative Symptome" direkt oder indirekt verursachen können:
– durch die extrapyramidal-motorischen Nebenwirkungen und die darauf folgenden psychologischen Reaktionen,
– manchmal auch durch depressiogene Wirkung (pharmakogene Depression),
– durch Reduzierung von Antrieb und Psychomotorik insgesamt (apathisches Syndrom).

▶ **Wie soll man auf pharmakogene sekundäre negative Symptome reagieren?**

Wenn man überzeugt ist, daß die eruierten negativen Symptome als sekundär zu bezeichnen sind, also ableitbar – in diesem Fall pharmakogen -, dann empfehlen sich folgende Maßnahmen:
– Dosisanpassung,
– Zusatzbehandlung mit Anti-Parkinson-Mitteln, z.B. Biperiden oder evtl. auch Trihexyphenidyl,
– Kombination mit Antidepressiva,
– Absetzen des typischen Neuroleptikums und Umsteigen auf eine atypische Substanz, z.B. Clozapin, Risperidon, Sulpirid oder Zotepin.

▶ **Wirken die atypischen Neuroleptika auf alle Patienten mit negativer Symptomatik immer günstig?**

Keineswegs! Die genannten Substanzen wirken nicht immer auf alle Patienten mit negativer Symptomatik günstig. Die festgestellte günstige Wirkung der genannten Substanzen auf die negative Symptomatik bedeutet lediglich:
– daß sie im Vergleich zu Referenzsubstanzen günstiger wirken,
– daß sie bei einer relativ großen Anzahl von Patienten mit negativer Symptomatik eine Besserung erzielen.

▶ **Welche Faktoren beeinflussen die Wirksamkeit von neuroleptischen Substanzen auf die negative Symptomatik?**

Verschiedene Faktoren beeinflussen die Wirksamkeit von neuroleptischen Substanzen auf die negative Symptomatik. Einige davon sind mit der Substanz selbst verbunden, etwa Wirkprofil und pharmakologische Wirkmechanismen. Einige Faktoren sind aber substanzunabhängig (im erweiterten Sinne Prädiktoren). Die wichtigsten davon sind:
– Chronizität der Symptomatik. (Langjährige chronische Verfestigung von negativen Symptomen ist ein ungünstiger Faktor.)
– Stadium der schizophrenen Erkrankung. (Negative Symptome, die in akuten floriden Stadien auftreten oder akute positive Symptome begleiten, sind günstiger zu beeinflussen als negative Symptome im Rahmen von persistierenden Alterationen – sog. Residualzustände.)
– Art der negativen Symptome. (Es scheint, daß einige negative Symptome therapieresistenter sind als andere. In diesem Zusammenhang wird die Affektverflachung am häufigsten genannt.)
– Intensität. (Stark ausgeprägte negative Symptome sind therapieresistenter als nur schwach oder ansatzweise vorhandene negative Symptome.)
– Lange klinische Latenz. (Symptome, die lange Zeit vorhanden waren, bis sie durch die Gesamtkonstellation klinisch relevant wurden, scheinen therapieresistenter zu sein.)
– Compliance des Patienten. (Da sich gezeigt hat, daß die negative Symptomatik erst durch längerfristige regelmäßige Einnahme, die eine gute Zusammenarbeit mit dem Patienten voraussetzt, gebessert wird.)
– Lange Dauer der Therapie. (In vielen Studien wurde gezeigt, daß die günstige Beeinflussung von negativen Symptomen von der Dauer der Therapie abhängig ist. Viele negative Symptome zeigen oftmals erst nach mehrmonatiger Behandlung eine Minderung.)

– Geduld von seiten des Arztes. (Das eingesetzte Neuroleptikum soll nicht nach kurzer Zeit abgesetzt oder ausgetauscht werden. Wie bereits erwähnt, ist gerade bei negativen Symptomen, vor allem bei chronifizierten Zuständen, die Wirkung oftmals erst nach vielen Wochen oder Monaten zu sehen.)

– Aktivierungs- und bewältigungsorientierte Zusatztherapien. (Die Anwendung dieser Zusatztherapien trägt wesentlich dazu bei, daß der erzielte pharmakologische Erfolg von dem Patienten erlebt und benutzt wird. Aber auch die durch die nichtbiologischen Zusatztherapien geschaffenen günstigen psychologischen Voraussetzungen können auf den pharmakologischen Effekt positiv wirken.)

– Vermeidung einer Überforderungs- oder Überstimulationssituation. (Gefahr der Dekompensation, wenn die kognitiven und emotionalen Kapazitäten des Patienten nicht ausreichen, um die Anforderungen von seiten der Umgebung und des therapeutischen Teams oder das therapeutische Angebot zu bewältigen.)

– Vermeidung von Unterforderungs- oder Unterstimulationssituationen. (Die Pharmakotherapie soll durch Umstände unterstützt werden, die die kognitiven und emotionalen und interaktionalen Funktionen fördern. Es soll also eine sozial-psychologisch bedingte „Atrophisierung" vermieden werden.)

– Einbeziehung der Angehörigen. (Dadurch sollen ungünstig wirkende Faktoren, wie etwa „high expressed emotions", Überforderung und Unterforderung sowie Un- oder Mißverständnis in der familiären Umgebung vermieden werden.)

■   **Behandlung der negativen Symptome mit atypischen Neuroleptika**

▶   **Sind die sog. atypischen Neuroleptika ein „Allheilmittel" gegen die negativen Symptome der Schizophrenie?**

Die sog. atypischen Neuroleptika sind keineswegs ein „Allheilmittel" gegen negative Symptome der Schizophrenie. Der Erfolg bei der Bekämpfung der negativen Symptome der Schizophrenie ist auch bei den atypischen Neuroleptika geringer im Vergleich zum Erfolg bei der Bekämpfung der sog. positiven Symptome. Allerdings bestätigen sowohl die klinische Erfahrung als auch klinisch-pharmakologische Studien, daß sie auf negative Symptome eine größere Wirksamkeit als typische Neuroleptika haben können.

▶ **Worauf ist es zurückzuführen, daß atypische Neuroleptika wirksamer als typische Neuroleptika gegen negative Symptome sein können?**

Die Möglichkeit, daß atypische Neuroleptika wirksamer als typische Neuroleptika gegen negative Symptome sein können, ist zurückzuführen auf:

– Besonderheiten des pharmakologischen Wirkprofils, etwa u.a. auf das Verhältnis des Dopamin-D_2- und Serotonin-5-HT_2-Rezeptor-Antagonismus,
– fehlende oder geringere extrapyramidale Nebenwirkungen und dadurch Limitierung der Entstehungsmöglichkeiten von pharmakogenen sekundären negativen Symptomen,
– eine teilweise antidepressive Wirkung, die einige negative Symptome – sowohl primäre als auch sekundäre – günstig beeinflußt.

▶ **Was limitiert die Wirksamkeit von atypischen Neuroleptika gegen negative Symptome?**

Die Wirksamkeit von atypischen Neuroleptika gegen negative Symptome wird von ähnlichen Faktoren limitiert, die auch die Wirksamkeitspotenz von typischen Neuroleptika begrenzen:

– die Chronizität der Symptome,
– die Intensität der Symptome,
– ob sie in Form von persistierenden Alterationen bestehen,
– ob sie primär oder sekundär sind, z. B. infolge von positiven Symptomen, wobei die letzteren besser beeinflußbar sind,
– die Inhomogenität der negativen Symptome und evtl. damit verbundene verschiedenartige pathogenetische Mechanismen,
– das Fehlen von Begleittherapien, wie etwa bewältigungsorientierte Therapien,
– das Fehlen von sozialen supportiven Maßnahmen.

Behandlung der negativen Symptome mit dem atypischen Neuroleptikum *Clozapin* (Leponex)

▶ **Welche Besonderheiten von Clozapin muß der Arzt immer vor Augen haben?**

– Clozapin (Leponex) ist ein trizyklisches Neuroleptikum aus der Gruppe der Dibenzodiazepine.

– Clozapin ist hoch antipsychotisch wirksam mit einer Wirkungs-
effektivität sowohl auf negative als auch auf positive Symptome.
– Es hat praktisch keine extrapyramidalen Nebenwirkungen.
– Die Anwendung von Clozapin benötigt ärztliche Überwachung nach
den Richtlinien der „Kontrollierten Anwendung" (entsprechende
Broschüre bei Herstellerfirma erhältlich).
– Auch Vertrieb und Verschreibung von Clozapin unterliegen ebenfalls
den Richtlinien der „Kontrollierten Anwendung".

▶   **Wie ist der antipsychotische Effekt von Clozapin?**

Clozapin wirkt in den ersten Behandlungstagen zunächst auf psycho-
motorische Erregung, Angst, innere Spannung, Aggressivität und
Schlafstörungen. Im Verlauf der Therapie (etwa ab der zweiten Be-
handlungswoche) bessern sich die positiven Symptome der Schizophrenie. Negative Symptome bessern sich erfahrungsgemäß erst nach
längerer Therapiedauer (mehrere Wochen bis Monate).

▶   **Welche Besonderheiten hat die Wirkung von Clozapin**
    auf die negativen Symptome?

– Nicht alle negativen Symptome werden in gleichem Maße von Clozapin positiv beeinflußt, wie auch bei den anderen Pharmaka.
– Einige negative Symptome reagieren relativ bald auf eine Clozapinbehandlung (etwa die Alogie), andere relativ spät, oft erst nach einigen Monaten (etwa Affektverflachung, Anhedonie oder auch Auf-
merksamkeits- und Konzentrationsstörungen).

▶   **Wann soll Clozapin eingesetzt werden?**

Es wird generell empfohlen, Clozapin nur bei Patienten einzusetzen, die
auf eine vorangegangene Behandlung mit anderen Neuroleptika entweder keine Besserung zeigten oder mit intolerablen Nebenwirkungen
reagierten.

▶   **In welcher Dosierung wird Clozapin angewendet?**

Die Behandlung soll mit möglichst niedrigen Dosen anfangen. In-
itialdosis: 12,5 mg einmal bis zweimal am ersten Tag. Die Dosierung soll
schrittweise, entsprechend der individuellen Verträglichkeit, um 25 –
50 mg täglich erhöht werden.

Die Wirksamkeit von Clozapin ist sehr von der Symptomatik und Individualität abhängig. Der therapeutische Dosisbereich liegt üblicherweise zwischen 200 und 450 mg täglich. Als Höchstdosis werden 600 mg täglich, verteilt auf mehrere Einzeldosen (nicht größer als 200 mg), empfohlen. In Einzelfällen kann die Dosis auf 900 mg täglich gesteigert werden, wobei ebenfalls eine Verteilung auf mehrere Einzeldosen erforderlich ist.

▶ **Welche ist die wichtigste Nebenwirkung von Clozapin?**

Die wichtigste Nebenwirkung von Clozapin ist die Leukozytopenie (wobei in erster Linie die neutrophilen Granulozyten betroffen sind), die bis zur Agranulozytose führen kann.
Deshalb muß vor der Therapie mit Clozapin eine Blutbildstörung ausgeschlossen sein (Kontrolle von Differentialblutbild und Thrombozytenzahl). Während der Behandlung muß die Leukozytenzahl wöchentlich in den ersten 18 Wochen, danach in monatlichen Abständen gemessen werden. Darüber hinaus gibt es weitere Kontrollmaßnahmen, die die Sicherheit der Anwendung von Leponex erhöhen.

▶ **Wie häufig kann eine Agranulozytose auftreten?**

Bei ca. 3 % der Patienten, die mit Clozapin behandelt werden, tritt eine Granulozytopenie und bei ca. 1 % der Patienten eine Agranulozytose auf.

▶ **Wann treten die Blutbildstörungen auf?**

Wenn Blutbildstörungen auftreten, dann geschieht das bei etwa 80 % der Patienten innerhalb der ersten 18 Behandlungswochen. Auch ein späteres Auftreten ist jedoch nicht auszuschließen. (Bei 1 Fall ist eine Agranulozytose nach einer 10jährigen Behandlung mit Clozapin aufgetreten!)

▶ **Sind die Blutbildstörungen dosisabhängig?**

Die Blutbildstörungen bei der Behandlung mit Clozapin sind *nicht* dosisabhängig.

▶ **Sind die Blutbildstörungen reversibel?**

Die durch Clozapin verursachten Blutbildstörungen sind im allgemeinen bei rechtzeitiger Erkennung und Behandlung reversibel. Clozapin muß bei Unterschreiten bestimmter Grenzwerte sofort abgesetzt werden. Üblicherweise erholt sich das Blutbild innerhalb von 2 Wochen.

▶ **Welche körperlichen Symptome sollen bei Patienten mit Clozapinbehandlung „Alarm auslösen"?**

Obwohl die Granulozytopenie und Agranulozytose nicht immer anhand äußerer Symptome erkennbar sind, sollen bei Auftreten von einigen körperlichen Symptomen auch außerhalb der regelmäßigen wöchentlichen Blutbildkontrollen sofort zusätzliche Untersuchungen durchgeführt werden:
– Fieber,
– Schüttelfrost,
– Halsschmerzen,
– nichtheilende Wunden,
– Mundschleimhaut- und Zahnfleischentzündungen,
– andere Zeichen einer Infektion.
Patient und Angehörige müssen sensibilisiert werden. Wenn solche Symptome auftreten, soll *sofort* der Arzt informiert werden, bevor die nächste Tablette eingenommen wird.

▶ **Welche Nebenwirkungen bei einer Clozapinbehandlung benötigen hohe Aufmerksamkeit?**

Bestimmte somatologische Erscheinungen oder Laborbefunde treten häufig auf, benötigen Überwachung, aber zunächst kein Absetzen von Clozapin.
Die wichtigsten davon sind:
– Leukozytose,
– Eosinophilie,
– Transaminasenerhöhung,
– Fieber,
– Hypotonie,
– Tachykardie,
– Adynamie,
– Obstipation,
– EEG-Veränderungen mit Steigerung der Erregungsbereitschaft.

In der Regel sind die oben genannten Nebenerscheinungen im Verlauf der Therapie reversibel. Ein Absetzen von Clozapin ist in der Regel nicht nötig.

▶ **Welche Nebenwirkungen von Clozapin sind ungefährlich, aber für den Patienten unangenehm?**

Vorwiegend Speichelfluß und Gewichtszunahme werden vom Patienten als unangenehm empfunden. Bei lästigem Speichelfluß hat sich Pirenzepin (Gastrozepin) (50 – 150 mg) als erfolgreich bewiesen.

▶ **Mit welchen Medikamenten darf Clozapin nicht kombiniert werden?**

Clozapin soll generell mit Medikamenten, die mit einem höherem Risiko für Blutbildstörungen verbunden sind, nicht kombiniert werden. Solche Medikamente sind z.B. bestimmte andere Psychopharmaka und Antikonvulsiva (etwa Carbamazepin), Analgetika und Antirheumatika, bestimmte Antibiotika, Antidiabetika, Thyreostatika, Antihypertensiva und Antiarrhythmika sowie Zytostatika.
Wenn internistische Erkrankungen vorhanden sind, die die Anwendung der oben genannten Pharmaka verlangen, soll eine enge Zusammenarbeit zwischen Nervenarzt und Internist erfolgen (häufige Konsultationen, Blutbildkontrollen).

▶ **Kann Clozapin während der Schwangerschaft und der Stillperiode gegeben werden?**

Obwohl eine negative Wirkung von Clozapin auf den Fetus und später während der Stillzeit nicht bewiesen ist, soll Clozapin bei der Schwangerschaft und während der Stillzeit nicht angewendet werden, da die Unbedenklichkeit nicht erwiesen ist und Clozapin in die Muttermilch übertritt.

▶ **Welche Kombination von Clozapin mit anderen Psychopharmaka ist nicht empfehlenswert?**

Clozapin soll nicht mit Blutbildstörungen verursachenden Medikamenten kombiniert werden, z.B. nicht mit Carbamazepin. Von der Kombinationsbehandlung von Clozapin mit trizyklischen Depotneuroleptika ist dringend abzuraten.

Ein Depotneuroleptikum kann naturgemäß nicht abrupt abgesetzt werden, und aufgrund des zusätzlichen Agranulozytoserisikos, das manche Psychopharmaka, wenn auch in geringem Maße, haben, sind dann Sofortmaßnahmen nicht mehr einleitbar.

Benzodiazepine sollen – wenn unbedingt erforderlich – möglichst in kleinsten Dosierungen und nach einer Testdosis gegeben werden. Auch Barbiturate und Opiate sollen vermieden werden.

Es wurden Einzelfälle beobachtet mit Nebenwirkungen wie Blutdruckabfall, Atemdepression, Atemstillstand.

Lithium kann mit Clozapin kombiniert werden. Man muß aber darauf achten, daß die Clozapin-Plasma-Konzentration erhöht werden kann und zentralnervöse Nebenwirkungen potenziert werden können (etwa Delir, Krampfanfälle, Verwirrtheit, Tremor).

Die Kombination von Clozapin mit Serotonin-Wiederaufnahme-Hemmern kann zu einer Erhöhung des Clozapinplasmaspiegels führen (mit Fluvoxamin zu einer 10fachen und Fluoxetin zu einer 2fachen).

Auch die Kombination mit Cimetidin oder Erythromycin kann zur Erhöhung des Clozapinplasmaspiegels führen.

▶ **Sollten hirngeschädigte Patienten mit Clozapin behandelt werden?**

Bei Patienten mit Hirnschädigungen sollte Clozapin möglichst entweder vermieden werden, oder nur in geringen Dosierungen genommen werden. Es besteht nämlich eine erhöhte Gefahr von deliranten Zuständen sowie von epileptischen Anfällen.

▶ **Welche Vertriebs- und Anwendungsbesonderheiten bestehen bei der Behandlung mit Clozapin?**

Aufgrund einer Vereinbarung des Herstellers mit der Gesundheitsbehörde unterliegt das Vertreiben von Clozapin besonderen Vertriebsbedingungen.

Die Behandlung mit Clozapin kann nur erfolgen, wenn der behandelnde Arzt über die Richtlinien der kontrollierten Anwendung informiert ist und sein Einverständnis durch einen unterschriebenen Revers bei der Herstellerfirma dokumentiert hat. Die Auslieferung von Clozapin an die Apotheke erfolgt nur, wenn ein unterschriebener Revers des verordnenden Arztes beim Hersteller vorliegt ("Fachinformation" bei Hersteller erhältlich).

Der behandelnde Arzt muß regelmäßige Kontrollen der Leukozytenzahl durchführen. In den ersten 18 Wochen wöchentlich und dann monatlich solange die Therapie mit Clozapin erfolgt, auch wenn es viele Jahre dauert. Wenn die Leukozyten weniger als 3000/mm^3 betragen oder wenn die neutrophilen Granulozyten weniger als 1500/mm^3 sind, muß nach den Richtlinien, die vom Hersteller angegeben wurden, Clozapin abgesetzt werden.

Behandlung mit *Risperidon* (Risperdal)

▶ **Welches ist das wichtigste Charakteristikum von Risperidon?**

Risperidon ist ein atypisches Neuroleptikum (es gehört zu der Klasse der Benzisoxazole) und ist vor allem ein kombinierter Serotonin-(5-HT$_2$-) und Dopamin-(D$_2$-)Antagonist. Die Wirksamkeit von Risperidon sowohl bei positiven als auch bei negativen Symptomen ist in verschiedenen Doppelblindstudien belegt. Es scheint, daß möglicherweise die deutliche serotoninantagonistische Wirkung ein Teil seiner Effektivität auf die primären negativen Symptome der Schizophrenie ausmacht.

▶ **Welches ist das Wirkprofil von Risperidon
bzgl. der negativen Symptomatik?**

Risperidon scheint wie die meisten atypischen Neuroleptika sowohl primäre als auch sekundäre negative Symptome der Schizophrenie günstig zu beeinflussen.
Die Wirkung auf die primären negativen Symptome der Schizophrenie ist möglicherweise direkt mit dem Rezeptorprofil verbunden, während die Wirkung auf die sog. sekundären negativen Symptome indirekt mit dem Rezeptorenprofil von Risperidon verbunden ist. Die fehlende depressiogene Wirkung – ja teilweise antidepressiogene Wirkung – und die relativ geringen – meistens dosisabhängigen – extrapyramidalen Nebenwirkungen wirken günstig oder verhindern teilweise die Entstehung von sekundären negativen Symptomen.

▶ **Was muß bei der Behandlung von schizophrenen Patienten
mit Risperidon beachtet werden?**

Bei der Behandlung von schizophrenen Patienten mit Risperidon muß auf folgende Punkte geachtet werden:

– Das Auftreten von extrapyramidal-motorischen Nebenwirkungen von Risperidon ist überwiegend dosisabhängig!
Dosierungen, die 6 mg/die übersteigen, können vermehrt extrapyramidale Nebenwirkungen hervorrufen.
– Eine Steigerung der Dosis ist nicht immer mit einer Steigerung der Effektivität verbunden. Es scheint, daß Dosierungen über 6 mg pro Tag kaum einen therapeutischen Gewinn bringen.
– Die Richtlinien einer Neuroleptikabehandlung sollten im allgemeinen auch bei der Anwendung dieses Neuroleptikums genau beachtet werden.

▶ **Welche Dosierungen von Risperidon sind bei der Behandlung der negativen Symptomatik der Schizophrenie empfehlenswert?**

Eine Risperidondosis von 2–6 mg pro Tag ist die Empfehlungsdosis bei der Behandlung sowohl von positiven als auch von negativen Symptomen der Schizophrenie. Man kann bis 8 mg/die geben.

▶ **Bei welcher Gruppe von negativen Symptomen ist Risperidon besonders empfehlenswert?**

Es scheint, daß bei den negativen Symptomen, die im Rahmen von schizoaffektiven Erkrankungen auftreten, Risperidon besonders empfehlenswert ist.
Eine wesentliche Rolle spielt dabei auch die in bestimmtem Maße vorhandene antidepressive Wirkung der Substanz. Allerdings ist Risperidon als Monotherapeutikum bei mittelschweren oder schweren schizodepressiven Episoden mit negativen Symptomen nicht ausreichend. Es muß dann bei diesen Fällen mit einem Antidepressivum kombiniert werden.

▶ **Kann Risperidon bei der Behandlung von negativen Symptomen mit anderen Psychopharmaka kombiniert werden?**

Risperidon kann, wenn es nötig ist, mit anderen Psychopharmaka kombiniert werden, wie z.B. mit Antidepressiva.

▶ **Kann Risperidon mit Lithium, Carbamazepin, Valproat oder anderen Phasenprophylaktika kombiniert werden?**

Ja! Risperidon kann mit Lithium, Carbamazepin, Valproat oder anderen Substanzen, die zur Phasenprophylaxe – etwa bei schizoaffektiven oder bipolar affektiven Erkrankungen oder bei psychotischen Depressionen - verwendet werden, kombiniert werden.

▶ **Kann Risperidon in der Schwangerschaft und während der Stillzeit eingesetzt werden?**

Obwohl keine teratogene Wirkung von Risperidon bekannt ist, soll auch für diese Substanz die generelle Richtlinie, die für Schwangerschaft und Stillzeit für alle Psychopharmaka gilt, angewendet werden: Gabe nur wenn es absolut nötig ist und dann möglichst in der niedrigsten Dosierung.

Behandlung der negativen Symptome der Schizophrenie mit *Sulpirid* (Dogmatil, Meresa)

▶ **Welche sind die wichtigsten Charakteristika von Sulpirid?**

Sulpirid ist ein atypisches Neuroleptikum mit einem selektiven Dopamin-D_2-Rezeptor-Antagonismus. Es kann als ein Breitspektrumpsychopharmakon bezeichnet werden:
- bis 200 mg/die ist Sulpirid bei vegetativen bzw. vegetativ betonten psychosomatischen Störungen wirksam,
- bis 600 mg/die ist Sulpirid bei depressiven Zuständen wirksam,
- bei über 600 mg/die (bis 1600 mg/die) ist Sulpirid bei schizophrenen Erkrankungen mit positiver oder negativer Symptomatik wirksam.

▶ **Was macht Sulpirid „attraktiv" für die Behandlung von negativen Symptomen?**

Sulpirid hat keine oder nur eine geringe psychomotorisch dämpfende Wirkung, was sich vor allem bei Patienten mit negativen Symptomen, besonders mit Apathie, Abulie, Anhedonie und sozialem Rückzug, zeigt.

▶ **Welche negativen Symptome werden vorwiegend
   von Sulpirid günstig beeinflußt?**

Von Sulpirid werden vorwiegend beeinflußt:
– Antriebsminderung,
– Affektverflachung,
– sozialer Rückzug,
– Anhedonie,
– andere Depressivitätserscheinungen.

▶ **Kann Sulpirid mit anderen Psychopharmaka
   kombiniert werden?**

Nach den bislang vorliegenden Ergebnissen kann Sulpirid mit sämtlichen anderen Psychopharmaka kombiniert werden.

▶ **In welchen Dosen ist Sulpirid bei negativen Symptomen
   wirksam?**

Die Dosis von Sulpirid zur Behandlung von negativen Symptomen ist individuell abzustimmen, in der Regel zwischen 400 – 1200 mg.

▶ **Wann soll die Gabe von Sulpirid vermieden werden?**

Sulpirid ist kontraindiziert
– bei Epilepsie,
– bei manischen Syndromen,
– deswegen auch bei schizoaffektiven Erkrankungen mit manischer
  Symptomatik,
– bei Phäochromozytomen,
– bei prolactinabhängigen bzw. -produzierenden Tumoren.

▶ **Darf Sulpirid bei Schwangerschaft und Stillzeit
   gegeben werden?**

Während der Schwangerschaft und Stillzeit soll Sulpirid, obwohl bislang keine Hinweise auf eine teratogene Wirkung oder eine Wirkung auf Neugeborene vorliegen, nur nach strenger Indikationsstellung unter ärztlicher Kontrolle gegeben werden.

**Behandlung der negativen Symptome der Schizophrenie
mit *Zotepin* (Nipolept)**

▶ **Welche sind die wichtigsten Charakteristika von Zotepin?**

Zotepin ist auch ein atypisches Neuroleptikum. Es ist eine trizyklische
Substanz, die zu den Dibenzothiepinen gehört. Es zeigt eine kombi-
nierte Antagonisierung zu Dopamin (D_2-Blockade) und Serotonin (5-
HT_2-Rezeptoren-Blockade). Es hat also sowohl eine Verwandtschaft zu
den Phenothiazinen als auch zu den Dibenzodiazepinen, ist also verwandt mit Clozapin. Die Substanz gehört auch zu den atypischen Neuroleptika mit seltenen bzw. schwachen extrapyramidal-motorischen
Störungen.

▶ **Wie ist die Wirkung von Zotepin auf
schizophrene Symptome?**

Zotepin wirkt sowohl gegen positive als auch gegen negative schizophrene Symptome effektiv.

▶ **Wie kann man die klinische Wirksamkeit von Zotepin
bei der Behandlung negativer schizophrener Symptome
beschreiben?**

Zotepin wird in verschiedenen Studien – auch im Bereich der klinischen
Erfahrung – als auf fast alle negativen Symptome in relativ niedrigen
Dosierungen wirksam beschrieben. Einige Studien berichten über eine
relativ rasche Besserung von negativen Symptomen, also innerhalb der
ersten 6 – 8 Wochen.

▶ **Wie soll Zotepin dosiert werden?**

Es scheint, daß die Wirkung von Zotepin auf negative schizophrene
Symptome dosisabhängig ist. In klinischen Studien erwies sich Zotepin
in einem Dosierungsbereich von 150 mg besonders wirksam bei schizophrenen negativen Symptomen. Für die positiven schizophrenen
Symptome sind dagegen höhere Dosierungen von ca. 200 mg pro Tag
nötig. Die Maximaldosis beträgt 450 mg pro Tag und sollte nur unter
stationärer Überwachung gegeben werden.

▶ **Welche Nebenwirkungen hat Zotepin?**

Zotepin verursacht deutlich weniger extrapyramidal-motorische Nebenwirkungen als klassische Neuroleptika. Ein entscheidender Vorteil von Zotepin und auch anderer atypischer Neuroleptika liegt im Bereich der Spätdyskinesien. Obwohl Spätdyskinesien auch bei Zotepin theoretisch nicht auszuschließen sind, sind sie bislang nicht bekannt geworden.
Blutbildveränderungen (Leukopenie, Leukozytose, Erythrozytopenie, Thrombozytopenie, Eosinophilie) sind in seltenen Fällen beobachtet worden, aber bis jetzt ist kein Fall von Agranulozytose dokumentiert. Hyperprolaktinämie, Körpergewichtszunahmen, Transaminasenerhöhung sind die häufigeren Nebenwirkungen.

▶ **Bestehen Bedenken bei der Kombination von Zotepin mit anderen Substanzen?**

Bei der Kombination mit anderen Neuroleptika kann es zu einer Senkung der Krampfschwelle kommen (ggf. ist eine antiepileptische Medikation notwendig). Eine Kombinationstherapie mit Antidepressiva, z. B. bei wahnhaften Depressionen und schizoaffektiven Erkrankungen, ist grundsätzlich möglich, jedoch sollte hier berücksichtigt werden, daß es zu einer gegenseitigen Erhöhung der Plasmaspiegel kommen kann, die eine Dosisanpassung notwendig macht. Eine Kombination mit Barbituraten und Opiaten soll, wie bei allen atypischen Neuroleptika, vermieden werden.

▶ **Kann Zotepin in Schwangerschaft und Stillzeit gegeben werden?**

Während der Schwangerschaft darf Zotepin aufgrund mangelnder therapeutischer Erfahrungen nicht angewendet werden. Bei erforderlicher Behandlung nach einer Entbindung ist abzustillen, da der Wirkstoff in die Muttermilch übergeht.

Behandlung negativer Symptome der Schizophrenie mit *Thioridazin* (Melleril, Melleretten)

Bemerkung: An dieser Stelle soll auch die Anwendung von Thioridazin zur Behandlung von negativen Symptomen wegen seiner Eigenschaften dargestellt werden.

▶ **Welche sind die wichtigsten Eigenschaften von Thioridazin?**

Thioridazin ist ein Phenothiazinderivat mit schwacher neuroleptischer Wirkung. Extrapyramidale Nebenwirkungen können, obwohl selten, doch auftreten. Thioridazin hat nur eine schwache antipsychotische Wirkung. Aber in kleinen und mittleren Dosierungen wirkt es leicht antidepressiv und antriebsfördernd.

▶ **Wann wird Thioridazin bei der Behandlung von negativen Symptomen verordnet?**

Thioridazin wird bei leichteren Formen von negativen Symptomen eingesetzt, vor allem wenn eine depressiv anmutende Symptomatik und Antriebsminderung vorhanden ist.

▶ **Welche Dosierung von Thioridazin ist bei der Langzeit- behandlung von negativen Symptomen empfehlenswert?**

Im ambulanten Bereich und als Erhaltungsdosis wird eine Gabe von ca. 200 mg Thioridazin täglich empfohlen. Im stationären Bereich kann die Dosierung höher sein.

Neue Neuroleptika

▶ **Welche neuen Substanzen werden in der Literatur als effektiv gegen negative Symptome genannt?**

Folgende neue Substanzen werden in der Literatur als effektiv gegen negative Symptome genannt:
– Amperozid,
– Amisulprid,
– Olanzapin,
– Savoxepin,
– Sertindol.
Die klinischen Erfahrungen mit den genannten Substanzen sind aber noch erweiterungsbedürftig, so daß zur Zeit noch keine abschließende Beurteilung ihrer Effektivität möglich ist.

■   **Behandlung der negativen Symptomatik
    mit Depotneuroleptika**

▶   **Wie ist der allgemeine Stellenwert der depotneuroleptischen
    Behandlung der negativen Symptome der Schizophrenie?**

Die Behandlung der negativen Symptome der Schizophrenie mit Depotneuroleptika ist sowohl mit Vor- als auch mit Nachteilen verbunden.
Zuerst muß allgemein gesagt werden, daß
– kein spezifisches Depotneuroleptikum gegen die negative Symptomatik der Schizophrenie vorhanden ist,
– bei der überwiegenden Zahl von Patienten mit persistierenden Alterationen (sog. Residualzustände) eine negative Symptomatik im
  Vordergrund steht.
„Reine Psychosen" als persistierende produktiv-psychotische Zustände
ohne negative Symptomatik sind vergleichsweise selten. Am häufigsten
findet man bei chronischen Psychosen entweder reine „aproduktive
Zustände" oder „gemischte" Formen von persistierenden Alterationen
mit positiven und negativen Symptomen.

▶   **Was kann eine Langzeitmedikation
    mit Depotneuroleptika bewirken?**

Nach den Prinzipien der Langzeitmedikation mit Depotneuroleptika,
wie sie in den einschlägigen Lehrbüchern und Publikationen dargestellt
wird, bezweckt man damit eine symptomsuppressive, eine remis-
sionsstabilisierende und eine rezidivprophylaktische Wirkung. Dies
betrifft sowohl die positiven als auch die negativen Symptome der
Schizophrenie; aber auch die Langzeittherapie mit Depotneuroleptika
hat ihre Erfolge am ehesten im Bereich der positiven Symptome der
Schizophrenie zu verzeichnen und vor allem im Bereich von deren Rezidivprophylaxe.
Die Anwendung von Depotneuroleptika bei der Behandlung von negativen Symptomen der Schizophrenie muß nach der Abwägung von Risiko und Nutzen erfolgen.

▶ **Welche Vorteile hat eine Langzeittherapie
mit Depotneuroleptika?**

Eine Langzeitbehandlung mit Depotneuroleptika hat folgende Vorteile:
- häufigere Kontakte mit dem Patienten,
- Strukturierung der Compliance des Patienten,
- Möglichkeit der gegenseitigen Unterstützung von langfristiger Pharmakotherapie und langfristigen sozial-psychiatrischen Maßnahmen und bewältigungsorientierten Therapien.

▶ **Welche Nachteile hat eine Langzeittherapie
mit Depotneuroleptika**

Depotneuroleptika – vor allem unnötig hochdosierte –
- können die negativen Symptome verstärken, die, wie oben gesagt worden ist, die häufigsten Bestandteile der persistierenden Alterationen sind,
- können sekundäre negative Symptome verursachen
- und dadurch Rehabilitationsmaßnahmen verhindern bzw. erschweren.

Außerdem ist auf das evtl. bestehende Risiko von Spätdyskinesien hinzuweisen.

▶ **Was kann man generell zur Langzeitbehandlung
von negativen schizophrenen Symptomen mit
Depotneuroleptika vorschlagen?**

Es soll eine möglichst niedrige Dosis von Depotneuroleptika gegeben werden. Häufig wird in der Behandlung von leichteren negativen Symptomen Flupentixol in einer Konzentration von 2 % angewendet.

In höheren Konzentrationen, etwa von 10 %, muß man dabei die genannten Nachteile berücksichtigen.

Die Berichte in der Literatur über sog. diskognitive, apathische und depressive Syndrome nach Depotneurolepsie sind widersprüchlich.

Die Langzeittherapie mit Depotneuroleptika in der Therapie der Schizophrenie ist prinzipiell unverzichtbar aufgrund der guten rezidivprophylaktischen Wirkung auf die positiven Symptome.

Wenn jedoch schon eine Therapie mit einem atypischen Neuroleptikum erfolgreich war, soll diese fortgesetzt und ggf. auf ein Depotneuroleptikum verzichtet werden.

▶ **Gibt es eine zeitliche Begrenzung für die pharmakologische
Behandlung der negativen Symptome mit Neuroleptika?**

Klare Anweisungen für eine zeitliche Begrenzung der neuroleptischen
Therapie bei negativen Symptomen der Schizophrenie sind generell
nicht möglich.
Es muß immer individuell entschieden werden.
Der enge und häufige Kontakt zwischen Arzt und Patient bestimmt
auch die Dosismodifikation und evtl. probeweise Reduzierung oder das
probeweise Absetzen der Medikation.
Da die klinische Erfahrung uns jedoch lehrt, daß in vielen Fällen eine
langjährige medikamentöse Behandlung nötig ist, sollen solche Substanzen gewählt werden, die neben Effektivität möglichst wenig Nebenwirkungen (vor allem irreversible, wie etwa Spätdyskinesien) haben.

■ **Behandlung von negativen schizophrenen Symptomen
mit Antidepressiva**

▶ **Ist der Einsatz von Antidepressiva bei der Behandlung von
negativen Symptomen der Schizophrenie empfehlenswert?**

Der Einsatz von Antidepressiva bei der Behandlung von negativen
Symptomen der Schizophrenie ist unter bestimmten Voraussetzungen
empfehlenswert.

▶ **Welche sind die wichtigsten Voraussetzungen und
Einschränkungen für den Einsatz von Antidepressiva bei
der Behandlung negativer Symptome der Schizophrenie?**

Bei dem Einsatz von Antidepressiva in der Behandlung von negativen
Symptomen der Schizophrenie muß man hauptsächlich auf folgende
Punkte achten:
– In der Regel soll eine Monotherapie mit einem Antidepressivum
   vermieden werden. Die Wirksamkeit einer antidepressiven Mono-
   therapie bei schizophrenen negativen Symptomen – vor allem bei
   primären – ist nicht gesichert. Im Gegenteil, es könnte sein, daß die
   Remanifestation einer produktiv-psychotischen Symptomatik be-
   günstigt wird.
– Antidepressiva sollen in der Regel erfolgreiche Neuroleptika in der
   Therapie der negativen Symptome begleiten. Wenn man eine de-

pressiogene Wirkung des Neuroleptikums vermutet oder eine an-
triebsreduzierende Wirkung, dann ist neben der Dosisreduktion
(soweit möglich) der Einsatz von Antidepressiva gerechtfertigt.

– Die Entscheidung über den Einsatz von Antidepressiva soll erst getroffen werden, wenn klar ist, ob die negativen Symptome primär
oder sekundär sind. Man kann erwarten, daß bei bestimmten Formen von sekundären negativen Symptomen Antidepressiva eine
günstigere Wirkung haben könnten.

Da nicht immer sicher zu entscheiden ist, ob die negativen Symptome schizophrene Symptome sind oder der Ausdruck einer depressiven Symptomatik, sollte in solchen Fällen ein Behandlungs-
versuch mit Antidepressiva gemacht werden. Dies kann insbesondere bei schizoaffektiven Psychosen sinnvoll sein.

– Das Antidepressivum soll in gleichen Dosen gegeben werden, wie bei
einer „klassischen" antidepressiven Therapie. Allerdings sollte die
Aufdosierung aufgrund des evtl. Risikos einer Symptomprovokation
vorsichtig geschehen.

▶ **Welche Antidepressiva kommen als Zusatztherapie
zu den Neuroleptika in Betracht?**

Praktisch jedes Antidepressivum kann als Zusatz zu der Neuroleptika-
therapie in Betracht kommen.
Je nach Akzentuierung der jeweiligen Symptomatik soll das Antidepressivum nach den ihm zugeschriebenen Wirknuancierungen (an-
triebssteigernd, stimmungsaufhellend u.ä.) gewählt werden.

■ **Therapie der negativen Symptome mit anderen Substanzen**

▶ **Können andere als die erwähnten Substanzen
eine günstige Wirkung auf die negative Symptomatik
der Schizophrenie haben?**

Es gibt Berichte in der Literatur, daß diverse Substanzen eine günstige
Wirkung auf die negative Symptomatik der Schizophrenie haben kön-
nen.
Es werden erwähnt:
– Dopaminagonisten,
– Neuropeptide,
– Benzodiazepine und auch andere Tranquilizer,
– Bromocriptin,

– Anticholinergika,
– Lithium,
– Carbamazepin,
– Valproat u. a.

Bei keiner dieser Substanzen ist bis zum jetzigen Zeitpunkt eine relevante Wirksamkeit auf die negative Symptomatik klinisch und wissenschaftlich gesichert.

Nichtbiologische Behandlungsmethoden

▶ **Kann man negative Symptome der Schizophrenie nur mit „nichtbiologischen" Methoden behandeln?**

Die negativen Symptome der Schizophrenie können in der Regel *nicht* allein durch „nichtbiologische" Methoden behandelt werden.
Die nichtbiologischen Methoden stellen größtenteils Zusatzbehandlungen zu pharmakologischen Therapiemodellen dar.

▶ **Wird die Bedeutung der nichtbiologischen Behandlungsmethoden durch die Bezeichnung „Zusatzbehandlung" reduziert?**

Die Bedeutung der nichtbiologischen Behandlungsmethoden der negativen Symptome der Schizophrenie wird durch die Bezeichnung „Zusatzbehandlung" keineswegs reduziert.
Nichtbiologische Therapieverfahren stellen hochwertige komplettierende Behandlungsmethoden dar. Ohne ihren Einsatz ist der Therapieerfolg durch die pharmakologischen Therapiemodelle unvollständig, instabil und gefährdet.
In der Regel jedoch können die nichtbiologischen Therapiemethoden ohne pharmakologische Beeinflussung der negativen Symptomatik kaum ihre Effizienz entfalten.

▶ **Sind die nichtbiologischen Behandlungsmethoden der negativen Symptomatik nur für die sekundären negativen Symptome gedacht?**

Nein! Die nichtbiologischen Zusatzbehandlungen der negativen Symptomatik sind nicht nur für die sekundären, sondern für beide Formen negativer Symptomatik gedacht. Sowohl bei den primären als auch bei den sekundären negativen Symptomen sind sie effizient. Sekundäre negative Symptome profitieren in der Regel intensiver von den nichtbiologischen Zusatztherapien als die primären negativen Symptome. Für beide Formen der negativen Symptomatik jedoch sind die nichtbiologischen Zusatztherapien unverzichtbar.

▶ **Welche sind die wichtigsten nichtbiologischen Zusatztherapien, die bei der Behandlung der negativen Symptome der Schizophrenie eine Anwendung finden?**

Die wichtigsten nichtbiologischen Zusatztherapien der negativen Symptome der Schizophrenie können unter der sehr allgemeinen Bezeichnung allgemein-psychotherapeutische, verhaltenstherapeutische und interaktionstherapeutische Maßnahmen zusammengefaßt werden.
Unter diesen groben Oberbezeichnungen subsumiert man:
- bewältigungsorientierte Therapien,
- kognitives Training,
- Training von sozialen Kompetenzen,
- Training der sozialen Wahrnehmung,
- Training der verbalen Kommunikation,
- Training der sozialen Fertigkeiten,
- interpersonelles Problemlösen,
- Maßnahmen im Arbeits-, Wohn- und Freizeitbereich,
- andere Zusatztherapien wie z.B. Ergotherapie, Physiotherapie, Musik- und Tanztherapie und Sozialtherapie.

▶ **Was ist die Leitlinie für den Einsatz der sog. nichtbiologischen Zusatztherapien der negativen Symptome der Schizophrenie?**

Die wichtigste Leitlinie für den Einsatz der nichtbiologischen Therapiestrategien soll die strikte Beachtung des krankheitsbedingt limitierten Behandlungsspielraums sein, d.h., jede Maßnahme muß sich an den im individuellen Einzelfall vorhandenen und aktivierbaren Ressourcen des Patienten orientieren.

▶ **Wie kann man im Rahmen von nichtbiologischen**
   Zusatztherapien der Apathiesymptomatik begegnen?

Apathie, Abulie und insgesamt Antriebsminderung kann am ehesten durch geeignete Gestaltung des Lebensumfelds, besonders durch individuell angepaßte Teilstrukturierung gebessert werden. Dazu gehört die Einbindung in regelmäßige Aktivitäten, die auch den Alltag eines psychisch gesunden Menschen ausmachen. Etwa die zeitliche und örtliche Trennung von Arbeit und Freizeit oder z.B. das Verlassen der Wohnstätte und das Aufsuchen der getrennten Arbeitsstätte.

Neben der vorsichtigen Aktivierung, die ständig ein Gleichgewicht zwischen Unter- und Überstimulation wahren muß, ist das Training von sozialen Kompetenzen bzw. Fertigkeiten im Rahmen von integrierten psychologischen Therapieprogrammen (etwa das Programm von Brenner) für die Behandlung der „Apathie"-Symptomatik von Bedeutung.

▶ **Wie können die Aufmerksamkeits- und Konzentrations-**
   störungen insgesamt beeinflußt werden?

Aufmerksamkeits- und Konzentrationsstörungen insgesamt können durch Training von kognitiven Fähigkeiten sowohl mit ergotherapeutischen Maßnahmen als auch durch Gruppentherapieprogramme und speziell dafür entwickelte integrierte Programme, wie etwa das kognitive Training bzw. das integrierte psychologische Therapieprogramm (IPT), behandelt werden.

Zielsetzung des IPT ist u.a., die Störungen der Informationsverarbeitung über gezieltes Training der kognitiven Funktionen zu verbessern.

▶ **Wie kann die „Asozialität", d. h. die Störung von**
   Beziehungs- und Kontaktfähigkeit, beeinflußt werden?

Alles was man unter dem Begriff der „Asozialität" versteht, also Störungen des Beziehungs-, Kontakt- und interaktionalen Verhaltens, kann im Rahmen von speziellen Unterprogrammen von umfassenden Therapieprogrammen, wie Rollenspiele, Gruppentherapie und -aktivitäten, und im Rahmen von Ergo-, Musik- und Tanztherapie beeinflußt werden.

▶ **Was soll die Aktivierungs- und Trainingstherapieprogramme ergänzen?**

Alle Programme, die die Aktivierung des Patienten und die Beeinflussung von negativen Symptomen und Defiziten erzielen, sollen auch von Krankeitsbewältigungs- und Selbstbildprogrammen begleitet werden. Schizophrene Menschen mit negativen Symptomen nehmen in der Regel bewußt die durch die Erkrankung entstandenen Defizite wahr. Sie entwickeln dann oft ein negatives Selbstbild, das in übersteigerter und verzerrter Form eine aktive Bewältigung der schizophrenen Erkrankung verhindern kann. Im Umkehrschluß ergibt sich daraus, daß ein realitätsnahes, die gesunden Persönlichkeitsanteile berücksichtigendes Selbstbild entscheidend zum Gelingen der Krankheitsbewältigung beitragen kann.

▶ **Welche Probleme sind mit den oben genannten Therapieprogrammen verbunden?**

Als problematisch haben sich im Verlauf der klinischen Erfahrung 2 Aspekte erwiesen:
- der „Transfer" des in der Gruppe und der Klinik Gelernten in die reale Lebenssituation,
- die Konsolidierung und lange Dauer des Therapieeffekts.

▶ **Warum kann der „Transfer" des in der Gruppe Gelernten in die reale Lebenssituation problematisch sein?**

Der „Transfer" des in der Gruppe Gelernten in die reale Lebenssituation kann problematisch werden, vor allem aufgrund der unterschiedlichen Bedingungen, die in der Klinik und in der realen sozialen Umgebung des Patienten bestehen. Um dies zu vermeiden, muß beim Patienten eine gute Akzeptanz für ein solches Therapieverhalten bestehen. Die Behandlung beginnt zwar auf der Station, muß jedoch auf eine Rückkopplung mit Bezugspersonen bzw. Situationen außerhalb der Therapiegruppe zielen. Sie soll dann möglichst im tagesklinischen und ambulanten Bereich fortgesetzt werden.

▶ **Welche Probleme sind mit der Dauer
des Therapieeffekts verbunden?**

Was die Dauer des Therapieeffekts angeht, existieren nur ungenügende
Untersuchungen mit widersprüchlichen Befunden. Es ist jedoch anzu-
nehmen, daß bei den verhaltenstherapeutisch orientierten Trainings-
programmen der Therapieeffekt nicht auf Dauer anhält. Reaktivie-
rungen der Programme bzw. des Versuchs, dem Patienten zu helfen,
ungünstige Einflußfaktoren zu vermeiden bzw. erfolgreich zu begegnen, sollen je nach Krankheitsgeschichte und -verlauf wiederholt
angewendet werden.

▶ **Welche praktischen Richtlinien sollen bei der Anwendung
von Aktivierungs-, Trainings- und Krankheitsbewältigungs-
programmen befolgt werden?**

Bei der Anwendung von Aktivierungs-, Trainings- und Krankheits-
bewältigungsprogrammen sollen folgende praktischen Leitlinien be-
folgt werden:
- Beginn auf der Station,
- Erklärung des Verfahrens und Überzeugung des Patienten von dessen
  Nutzen und Effektivität,
- Beginn nur dann, wenn eine Akzeptanz bei dem Patienten vorhanden
  ist,
- Durchführung in kleinen Gruppen (etwa 4–8 Personen),
- Fortsetzung der Therapieprogramme im teilstationären bzw.
  ambulanten Bereich,
- relativ lange Dauer (1–1½ Jahre mindestens), d.h. auch lange Fort-
  führung nach der Entlassung aus der stationären Behandlung,
- Reaktualisierung der Therapie in Abhängigkeit von dem Krankheitsverlauf,
- In-vivo-transferierende Ergebnisse,
- Betrachtung der Aktivierungs-, Trainings- und Krankheitsbewälti-
  gungsprogramme als Bestandteile eines Gesamttherapiekonzepts,
  bestehend aus Pharmako-, Psycho- und Soziotherapie.

▶ **Welche praktischen psychosozialen Maßnahmen
sollen bei Patients mit ausgeprägter negativer
Symptomatik getroffen werden?**

Die Art und das Ausmaß der psychosozialen Maßnahmen, die bei einer
ausgeprägten negativen Symptomatik bei schizophrenen Patienten getroffen werden müssen, sind von verschiedenen Faktoren abhängig, vor
allem von der Intensität und Chronizität der negativen Symptomatik.
Bei leichter oder mittelgradiger Intensität reichen in der Regel die
pharmakotherapeutischen und oben erwähnten aktivierungs- und bewältigungsorientierten therapeutischen Maßnahmen aus, komplettiert
durch Angehörigenarbeit.
Bei stärkerer Intensität und Chronizität der negativen Symptomatik
müssen jedoch dazu psychosoziale und rehabilitative Maßnahmen getroffen werden, die als Ziel die Gestaltung bzw. Umgestaltung des sozialen Milieus der Patienten haben.

▶ **Welche sind die 3 wichtigsten Hauptachsen
psychosozialer Unterstützung?**

Die 3 Hauptachsen psychosozialer Unterstützung beziehen sich auf die
Arbeits-, Wohn- und Freizeitachse.

▶ **Wie gestaltet man die sog. Arbeitsachse im Rahmen
der psychosozialen Unterstützung von Patients
mit negativen Symptomen?**

Als Arbeitsbereich sind für Patienten mit schwerer oder chronischer
negativer Symptomatik sowohl die besonders für psychisch kranke
Menschen entwickelten Arbeitsplätze in sog. geschützten Werkstätten,
als auch alternativ dazu existierende Modelle, wie z. B. die stufenweise
Wiedereingliederung am Arbeitsplatz, zu nennen. Die sozialpsychia-
trischen Dienste in verschiedenen größeren Städten sowie der Sozial-
dienst von größeren psychiatrischen Kliniken besitzen zu diesem The-
ma detaillierte Informationen. Es würde den Rahmen dieses Buches
sprengen, hierzu auf größere Details einzugehen.

▶ **Welche soziale Unterstützung im Wohnbereich ist
bei durch chronische und starke negative Symptomatik
beeinträchtigten Patienten einzusetzen?**

Im Wohnbereich existieren diverse Abstufungen des betreuten Wohnens, die bei Bedarf in Anspruch genommen werden können. Auskünfte dazu geben Sozialdienste usw.

▶ **Welche psychosozialen Unterstützungen im Bereich der
Freizeitgestaltung können bei durch starke oder chronische
negative Symptomatik beeinträchtigten Patienten
angeboten werden?**

Für die Freizeitgestaltung dieser Patientengruppe stehen zumindest in größeren Städten diverse Angebote zur Verfügung, z. B. Treffpunkte für psychisch Kranke, sog. Patientenclubs, Selbsthilfegruppen usw.

▶ **Was ist die wichtigste Voraussetzung
der Komplettierung der Therapie der negativen
Symptomatik der Schizophrenie durch
psychosoziale Angebote?**

Für die günstige Beeinflussung negativer Symptome der Schizophrenie ist das Vorhandensein eines breitgefächerten und subtil auf die jeweiligen individuellen Bedürfnisse abgestimmten psychosozialen Angebots unbedingte Voraussetzung.
Der subjektiv erlebte Leidensdruck durch die soziale Isolation kann dadurch gelindert werden. Die Patienten verlieren dann auch nicht die „sozialen Aufgaben", z. B. die Ausübung einer beruflichen Tätigkeit.

▶ **Welche Rolle spielt die Angehörigenarbeit
bei schizophrenen Patienten?**

Die Angehörigenarbeit berücksichtigt die Rolle der Angehörigen der Patienten bzgl. des Umgangs bzw. der Bewältigung der Erkrankung. Ausgangspunkt für die Angehörigenarbeit ist die im klinischen Alltag häufige Beobachtung, daß Angehörige von schizophrenen Patienten als Laien naturgemäß häufig im Umgang mit dem psychisch veränderten Angehörigen nicht zurechtkommen. Es fehlt an Informationen über die Erkrankung des Betroffenen und vor allem über die Folgen der veränderten Lebenssituation. Ein anderer Ausgangspunkt ist die Entwicklung oder das Vorhandensein von pathogenen Beziehungsmustern in der Familie, etwa nach dem High-expressed-emotions-Konzept (HEE).

▶ **Welche Arbeitskonzepte bei der Angehörigenarbeit von Patienten mit negativen Symptomen haben sich entwickelt?**

In der Angehörigenarbeit von Patienten mit negativen Symptomen, aber auch insgesamt bei Angehörigen von schizophrenen Patienten haben sich 2 Arbeitskonzepte entwickelt:
– Ein Arbeitskonzept, das mehr auf therapeutische Intervention abzielt, etwa in Familien mit High expressed emotions und konflikthaften Interaktionsmustern.
– Ein begleitend-informatives Konzept (psychoedukativ), das die Angehörigen von schizophrenen Patienten mit einbezieht und schwerpunktmäßig Wissen über die Erkrankung vermittelt.

▶ **Soll die Angehörigenarbeit individuell oder in Gruppen stattfinden?**

Vor allem Angehörigenarbeit, die auf therapeutische Intervention abzielt, kann innerhalb der Familie stattfinden (Familientherapie). Es hat sich jedoch herausgestellt, daß sich die Arbeit mit Angehörigen aus verschiedenen Gründen am besten in Gruppen realisieren läßt, da sowohl durch die Erkenntnis, daß auch andere von einem solchen Schicksal betroffen sind, als auch durch die Möglichkeit eines Erfahrungsaustauschs den Angehörigen ein Stück weit Sicherheit und Erfahrung vermittelt wird.

▶ **Welche Methoden werden bei der Angehörigenarbeit angewendet?**

Die methodischen Möglichkeiten und Ansätze, mit Angehörigen in Gruppen zu arbeiten, sind ausgesprochen vielfältig. Herauszuheben ist neben der Differenzierung in größere Expertendominanz (z.B. Familientherapie) und mehr Angehörigendominanz (z.B. Selbsthilfegruppen) die Anwendung unterschiedlicher psychotherapeutischer Verfahren, wie z.B. mehr tiefenpsychologisch-konfliktorientierte oder mehr kognitiv-verhaltenstherapeutisch orientierte Vorgehensweisen. Auch über Setting-Faktoren sind unterschiedliche Modellvorstellungen entwickelt worden, sei es, daß die Gruppen im stationären Rahmen stattfinden oder bei den Angehörigen zu Hause, oder die Gruppenzusammensetzung selbst variiert, z.B. mit oder ohne Patienten usw. Inhaltlich geht es bei Angehörigenproblemen in der Regel allgemein um die Begleitung der Angehörigen durch Krisen und in diesem Zusammenhang um die Erarbeitung einer Rückfallsprophylaxe.

▶ **Welcher Fehler darf bei dem Einsatz von nichtbiologischen Zusatzbehandlungen der negativen Sypmtome nicht gemacht werden?**

– Keine überhöhten Erwartungen damit verbinden,
– keine unerfüllbaren Ziele setzen,
– keine übertriebenen Hoffnungen beim Patienten und den Angehörigen wecken,
– die nichtbiologischen Zusatztherapien haben auch ihre Grenzen; manchmal sind diese Grenzen eng!

In einigen Fällen muß man sich damit abfinden, daß die negative Symptomatik nicht zu beseitigen, zu mildern bzw. zu bewältigen ist. Ein Rest von nichtbeeinflußbaren Fällen wird immer bleiben, genauso wie bei anderen chronischen Erkrankungen in der Medizin!

Besonderheiten bei der Therapie von sekundären negativen Symptomen der Schizophrenie

▶ **Welche ist die wichtigste Voraussetzung der Behandlung der sekundären negativen Symptome der Schizophrenie?**

Die wichtigste Voraussetzung für die Behandlung der sekundären negativen Symptome der Schizophrenie ist die Bekämpfung des primären Ursprungs, von dem sich die sekundären Symptome ableiten.
Die wichtigsten diesbezüglichen Richtlinien sind:

– Bekämpfung der positiven Symptomatik (durch effektive antipsychotische Behandlung).
– Bekämpfung der primären negativen Symptomatik (nach den schon dargestellten Leitlinien).
– Bekämpfung der extrapyramidalen Nebenwirkungen (zusätzliche Gabe von Anti-Parkinson-Mitteln, etwa Biperiden, bzw. Modifizierung der Dosis des Neuroleptikums oder Umstellung auf Neuroleptika mit keinen oder geringeren extrapyramidalen Nebenwirkungen).

– Eruierung und Ausschließen einer möglichen depressiogenen Wirkung des Neuroleptikums (Modifizierung der Dosis, Umsteigen auf ein anderes Neuroleptikum oder Zusatzbehandlung mit Antidepressiva).
– Eruierung einer möglichen pharmakogenen Antriebsminderung (Modifizierung der Dosis, Zusatzgabe von antriebssteigernden Substanzen usw.).
– Anwendung von „nichtbiologischen Zusatzbehandlungen".

Behandlung der negativen Symptome bei schizoaffektiven Erkrankungen

▶ **Treten überhaupt negative schizophrene Symptome bei den schizoaffektiven Erkrankungen auf?**

Schon anhand der Definition der schizoaffektiven Psychosen, die eine Mischung von schizophrenen und affektiven Symptomen beinhaltet, wird deutlich, daß auch negative Symptome bei schizoaffektiven Erkrankungen auftreten können, genauso wie bei der Schizophrenie.

▶ **Welche Besonderheiten haben die negativen Symptome bei schizoaffektiven Erkrankungen?**

Die Besonderheit der negativen Symptome bei schizoaffektiven Erkrankungen ist, daß die Unterscheidbarkeit zwischen primären und sekundären negativen Symptomen viel schwieriger ist, als bei den reinen schizophrenen Symptomen. Der Grund dafür ist, daß bei Symptomen wie Anhedonie, sozialem Rückzug, Apathie, Abulie, Konzentrationsstörungen u. a. schwerer zu unterscheiden ist, ob sie im Rahmen einer schizophrenen oder einer depressiven Symptomatik auftreten.

▶ **Wie kann man unterscheiden, ob die vorhandenen negativen Symptome bei schizoaffektiven Erkrankungen der schizophrenen Symptomatik oder der depressiven Symptomatik zuzuordnen sind?**

Nur durch die genaue Exploration und intensive Beschäftigung mit dem Patienten wird eine einigermaßen befriedigende Zuordnung der negativen Symptomatik zu dem schizophrenen oder depressiven Anteil möglich. In den akuten und schweren Stadien von schizodepressiven

Krankheitsepisoden ist die Zuordnung der negativen Symptome viel schwieriger, aber mit dem Abklingen der akuten Symptomatik wird die Unterscheidung und Zuordnung der negativen Symptomatik etwas leichter: vollständig gelingt es jedoch nicht immer.

▶ **Welchen Leitlinien muß man bei der Zuordnung der negativen Symptome bei schizoaffektiven Erkrankungen folgen?**

Man muß versuchen zu eruieren, ob die vorhandenen negativen Symptome auf die depressive Restriktion zurückzuführen sind oder nicht. Einige davon, etwa der soziale Rückzug oder die Apathie, können etwas leichter der depressiven Symptomatik zugeordnet werden, wenn ein „Nicht-Können-Trotz-Wollens" eruierbar ist. Auch die Konzentrationsstörungen können unter Umständen auf die Reduzierung von Interessen im Rahmen der depressiven Stimmungslage zurückgeführt werden. Andere Symptome, etwa die Anhedonie, sind isoliert gesehen schwerer zuzuordnen.

▶ **Wie behandelt man die negativen Symptome im Rahmen von schizoaffektiven Erkrankungen?**

Zuerst definiert man den Typ der aktuellen Krankheitsepisode und dann folgt man den Leitlinien zur Therapie der jeweiligen Krankheitsepisode.

▶ **Welche Krankheitsepisoden treten im Verlauf von schizoaffektiven Erkrankungen auf?**

Folgende Krankheitsepisoden können im Verlauf einer schizoaffektiven Erkrankung auftreten:
– schizodepressive Krankheitsepisode,
– schizomanische Krankheitsepisode,
– rein depressive Krankheitsepisode,
– rein manische Krankheitsepisode,
– rein schizophrene Krankheitsepisode,
– manisch-depressiv gemischte Krankheitsheitsepisode,
– schizomanisch-depressiv gemischte Krankheitsepisode.

Anmerkung: Einzelheiten über die psychopathologischen Merkmale und die diagnostischen Kriterien der verschiedenen Krankheitsepisoden sowie der diversen Therapiestragien bei schizoaffektiven Erkrankungen würden

den Rahmen dieses Buches sprengen. Sie sind in anderen Werken dargestellt (z. B. in Marneros, A.: Schizoaffektive Erkrankungen. Ein Leitfaden für Klinik und Praxis. Thieme, Stuttgart 1995).

▶ **Bei welchen Typen von Krankheitsepisoden von schizoaffektiven Erkrankungen treten am häufigsten negative Symptome auf?**

Negative Symptome können prinzipiell bei allen Typen von Krankheitsepisoden in Verbindung mit schizoaffektiven Erkrankungen auftreten. Am häufigsten jedoch bei:
– schizodepressiven Krankheitsepisoden,
– reinen schizophrenen Krankheitsepisoden,
– schizomanisch-depressiv gemischten Krankheitsepisoden.
Bei schizomanischen und manischen Krankheitsepisoden sind die negativen Symptome selten. Wahrscheinlich sind psychische Exaltation und somatopsychische Überaktivität nur schwer vereinbar mit defizitären negativen Symptomen.
Negative Symptome treten im Verlauf von schizoaffektiven Erkrankungen auch bei reinen depressiven Krankheitsepisoden auf, sie sind aber dann aus der depressiven Restriktion ableitbar.

▶ **Wie behandelt man negative Symptome im Rahmen von schizodepressiven Krankheitsepisoden?**

Zuerst folgt man den Leitlinien zur Behandlung einer schizodepressiven Episode (in der Regel Kombination von Neuroleptika und Antidepressiva) unter Berücksichtigung der Besonderheiten, die durch das Vorhandensein der Intensität der negativen Symptome entstehen können.

▶ **Ist eine Mono- oder Kombinationstherapie bei akuten schizodepressiven Krankheitsepisoden zu bevorzugen?**

Die Behandlung von schizodepressiven Krankheitsepisoden wirft viel mehr Probleme auf als die Behandlung reiner schizophrener Episoden mit negativer Symptomatik. Die Frage, ob eine Monotherapie mit Neuroleptika oder eine Monotherapie mit Antidepressiva ausreicht oder ob die Kombination von Neuroleptika und Antidepressiva überlegen ist, wurde durch wissenschaftlich fundierte Studien bisher noch nicht ausreichend beantwortet.

Aber die klinische Praxis spricht eindeutig für die Kombinationstherapie mit Neuroleptika und Antidepressiva.

▶   **Warum ist eine Kombinationstherapie Neuroleptika-Antidepressiva einer Monotherapie mit Neuroleptika oder einer Monotherapie mit Antidepressiva bei schizo-depressiven Krankheitsepisoden vorzuziehen?**

Eine Kombinationstherapie Neuroleptika-Antidepressiva ist einer Monotherapie mit Neuroleptika oder einer Monotherapie mit Antidepressiva bei einer schizodepressiven Krankheitsepisode vorzuziehen, weil:
- die Praxis eindeutig dafür spricht,
- eine Monotherapie mit Antidepressiva bei einer schizodepressiven Krankheitsepisode kaum die schizophrene Teilsymptomatik beeinflussen kann; es besteht auch prinzipiell die Möglichkeit einer Verschlechterung bzw. Exazerbation der schizophrenen Anteile durch eine alleinige Antidepressivatherapie bis zur Symptomprovokation,
- bei einer Monotherapie mit klassischen Neuroleptika eine ausgeprägte depressive Symptomatik unbeeinflußbar bleibt,
- sogar die Möglichkeit der Verstärkung der depressiven Symptomatik durch typische Neuroleptika *(depressiogene Wirkung)* besteht,
- die klinische Praxis in einigen Fällen auch eine gute Wirkung antriebssteigernder Antidepressiva auf primäre und sekundäre negative Symptome der Schizophrenie zeigt.

▶   **Wie dosiert man Neuroleptika bei schizodepressiven Krankheitsepisoden?**

Wie bei reinen Schizophrenien.

▶   **Wie dosiert man Antidepressiva bei schizodepressiven Krankheitsepisoden?**

Wie bei einer sog. endogenen Depression.

▶ **Wie behandelt man schizomanisch-depressiv
gemischte Krankheitsepisoden, wenn sie negative
Symptome aufweisen?**

Man folgt den allgemeinen Leitlinien zur Behandlung von schizomanisch-depressiv gemischten Krankheitsepisoden unter Berücksichtigung der Besonderheiten, die durch das Vorhandensein, die Intensität und die Ausprägung von negativen Symptomen entstehen.

▶ **Welche sind die allgemeinen Richtlinien zur Behandlung
schizomanisch-depressiv gemischter Krankheitsepisoden?**

Die Behandlung von schizomanisch-depressiv gemischten Krankheitsepisoden ist schwierig, vor allem aufgrund der gegensätzlichen affektiven Symptomatik (depressiv und manisch gleichzeitig) und deren Instabilität!
In der Regel ist sie viel schwieriger als bei allen anderen Krankheitsepisoden, die im Verlauf einer schizoaffektiven Erkrankung auftreten. Es gibt auch kaum wissenschaftliche Studien, die eine eindeutige therapeutische Empfehlung geben können. Folgender Vorschlag basiert am ehesten auf *klinischen Erfahrungen*, weniger auf wissenschaftlich fundierten Kenntnissen:
- Gabe von „hybriden" Neuroleptika, die sowohl eine antipsychotische als auch eine antidepressive Wirkung haben können, wie etwa Risperidon, Sulpirid, Thioridazin, unter Umständen auch Clozapin (S. 43 ff),
- Kombination der oben genannten Neuroleptika (mit Ausnahme von Clozapin!) mit Carbamazepin,
- Kombination der oben genannten Neuroleptika mit Valproat,
- Kombination der oben genannten Neuroleptika mit Lithium.

▶ **Wie behandelt man schizophrene Episoden mit
negativer Symptomatik, die im Rahmen von
schizoaffektiven Erkrankungen auftreten?**

Wie die schizophrenen Krankheitsepisoden im Rahmen von reinen schizophrenen Erkrankungen, evtl. ist eine Zugabe von Antidepressiva zu erwägen.

12 Prognose schizophrener Erkrankungen mit negativer Symptomatik

▶ **Ist das Vorhandensein von negativen Symptomen ein sicherer Prädiktor einer schlechten Prognose?**

Nein! Die weitverbreitete Meinung, daß negative Symptome immer mit einer schlechten Prognose der Schizophrenie verbunden sind, muß relativiert werden.

Die negativen Symptome haben nur dann eine prognostische Bedeutung, wenn sie im gesamten prämorbiden, soziodemographischen, klinischen, therapeutischen und rehabilitativen Kontext gesehen werden. Das bloße Vorhandensein von negativen Symptomen besitzt noch keine relevante prognostische Bedeutung.

Auch Patienten mit ausgeprägten negativen Symptomen können eine günstige Prognose haben.

▶ **Warum muß die prognostische Relevanz von negativen Symptomen der Schizophrenie relativiert werden?**

Die prognostische Relevanz der negativen Symptome der Schizophrenie – als negativer Prädiktor – muß relativiert werden, weil die Prognose der Schizophrenie ein multifaktorielles und -dimensionales Phänomen ist, d. h.:

- Erst das Zusammenwirken von vielen unterschiedlichen Faktoren beeinflußt die Prognose und nicht allein isolierte Phänomene und Symptome.
- Die Prognose selbst hat viele verschiedene Facetten. Patienten mit persistierenden psychopathologischen Symptomen können trotzdem einen guten Autarkiestatus besitzen, sie müssen nicht eine negative berufliche und soziale Mobilität erfahren. Andere jedoch verlieren trotz milder Symptomatik ihren Autarkiestatus, haben eine negative soziale und berufliche Mobilität, weil eben verschiedene andere soziale, rehabilitative oder situative Faktoren ungünstig auf die Folgen der Erkrankung wirkten.

▶ **Welche sind die wichtigsten Faktoren, deren Zusammenwirken zu einem günstigen oder ungünstigen Verlauf
der schizophrenen Erkrankung führen kann?**

Die wichtigsten Faktoren, deren Zusammenwirken den Verlauf einer
schizophrenen Erkrankung beeinflussen kann, sind:

- Alter bei Erstmanifestation der Erkrankung (Frühbeginn wirkt häufig
  ungünstiger als Spätbeginn der Erkrankung).
- Prämorbides soziales Adaptationsniveau (gute prämorbide soziale
  Integration und Anpassung wirkt günstiger als schlechte prämorbide
  soziale Anpassung).
- Langes Prodrom und schleichender Beginn der Erkrankung (schleichender, über Jahre prolongierter Beginn der Erkrankung ohne ein-
  deutige manifeste schizophrene Symptome wirkt ungünstiger als ein
  akuter Beginn).
- Geschlecht (in bestimmten Aspekten der Prognose, vor allem sozialen Aspekten, könnten Männer eine schlechter Prognose haben als
  Frauen).
- Therapieresonanz (es ist evident, daß Patienten mit guter pharmakotherapeutischer Resonanz eine bessere Prognose haben werden als
  Patienten mit schlechterer Ansprechbarkeit auf die eingesetzten
  Pharmaka).
- Einsatz von nichtpharmakologischen bzw. nichtbiologischen Zusatztherapien (diese Therapien wirken vor allem bzgl. der psychosozialen Aspekte der Prognose günstig im Vergleich mit Patienten,
  die solche Therapien nie erfahren).
- Das Auftreten von schizodepressiven, reinen depressiven oder manischen Episoden im Verlauf ist in der Regel ein Prädiktor für eine
  bessere Prognose, (infolgedessen besteht bei schizoaffektiven Erkrankungen eine viel günstigere Prognose als bei schizophrenen).
- Soziale Überforderungs- und Unterforderungssituationen beeinflussen die Prognose negativ.
- Ethnisch-kulturelle Bedingungen können als ein konstellativer Faktor von Über- oder Unterforderung auch eine modifizierende Rolle
  auf die Prognose der Schizophrenie haben; so ist wahrscheinlich zu
  erklären, warum die Prognose der Schizophrenie in Ländern der
  Dritten Welt als günstiger betrachtet wird. Wahrscheinlich weil die
  Anforderungen in den nicht hochentwickelten Industrieländern
  besser zu bewältigen sind.
- Initiale Krankheitsepisode mit ausgeprägter negativer Symptomatik
  (negative initiale Krankheitsepisoden können bestimmte Aspekte

der Prognose *im Zusammenwirken mit den anderen oben erwähnten Faktoren*, vor allem die sozialen Aspekte der Prognose, ungünstiger beeinflussen, als bei Beginn mit einer reinen positiven Symptomatik).

Aus den oben genannten Gründen ist es evident, daß die negative Symptomatik lediglich *einer von vielen möglichen Prädiktoren* – und dies auch unter vielen Bedingungen – für die Prognose einer Schizophrenie sein kann.

Literatur

Basisliteratur

Greden, J. F., R. Tandon: Negative Schizophrenic Symptoms: Pathophysiology and Clinical Implications. Progress in Psychiatry Series No. 28, American Psychiatric Press, Washington 1991

Harvey, P. D., E. F. Walker: Positive and Negative Symptoms of Psychosis. Lawrence Erlbaum, Hillsdale 1987

Kapfhammer, H. P., E. Rüther: Depot-Neuroleptika. Springer, Berlin 1988

Kurtz, G., F. Müller-Spahn, M. Schmauss, H. Hippius: Therapie schizophrener Patienten mit Minussymptomatik. Neuroleptika der neueren Generation. Psychopharmakotherapie 2 (1996) 57–65

Marneros, A.: Schizoaffektive Erkrankungen – Ein Leitfaden für Klinik und Praxis. Thieme, Stuttgart 1995

Marneros, A., N. C. Andreasen: Positive und negative Symptomatik der Schizophrenie. Nervenarzt 63 (1992) 262–270

Marneros, A., N. C. Andreasen, A. Tsuang: Negative Versus Positive Schizophrenia. Springer, Berlin 1991

Marneros, A., A. Deister A. Rohde: Affektive, schizoaffektive und schizophrene Psychosen. Eine vergleichende Langzeitstudie. Springer, Berlin 1991

Möller, H. J., G. Laux: Fortschritte in der Diagnostik und Therapie schizophrener Minussymptomatik. Springer, Wien 1994

Möller, H. J., E. Pelzer: Neuere Ansätze zur Diagnostik und Therapie schizophrener Minussymptomatik. Springer, Berlin 1990

Müller-Spahn, F.: Diagnostik und Therapie Schizophrener Minus-Symptomatik. Schnetztor, Konstanz 1991

Naber, D., F. Müller-Spahn: Clozapin: Pharmakologie und Klinik eines atypischen Neuroleptikums: Erfahrungen bei Therapieresistenz, Minussymptomatik, Rezidivprophylaxe und Langzeitbehandlung. Springer, Berlin 1995

Riederer, P., G. Laux, W. Pöldinger: Neuropsychopharmaka, Ein Therapie-Handbuch, Antidepressiva- und Phasenprophylaktika Band III, Springer, Wien 1993a

Riederer, P., G. Laux, W. Pöldinger: Neuropsychopharmaka, Ein Therapie-Handbuch, Neuroleptika Band IV, Springer, Wien 1993b

Spezielle Literatur (zum Thema des Buches)

Deister, A., A. Marneros: Long-term course of schizophrenic disorders in regard to positive and negative symptomatology. In Ferrero, F. P., A. E. Haynal, H. Sartorius: Schizophrenia and Affective Psychoses. Nosology in Contemporary Psychiatry. John Libbey, Rom 1992

Deister, A., A. Marneros, A. Rohde: Long-Term outcome of patiens with a positive initial episode versus patients with a negative initial episode. In Marneros, A., N. C. Andreasen, A. Tsuang: Negative Versus Positive Schizophrenia. Springer, Berlin 1991

Deister, A., A. Marneros, A. Rohde: Zur Stabilität negativer und positiver Syndromatik. In Möller, H. J., E. Pelzer: Neuere Ansätze zur Diagnostik und Therapie schizophrener Minussymptomatik. Springer, Berlin 1991

Marneros, A.: Schizoaffektive Psychosen. Diagnose, Therapie und Prophylaxe. Springer, Berlin 1989

Marneros, A.: Schizophrene negative Symptomatik: Therapieergebnisse mit Clozapin. In Naber, D., F. Müller-Spahn: Clozapin: Pharmakologie und Klinik eines atypischen Neuroleptikums: Erfahrungen bei Therapieresistenz, Minussymptomatik, Rezidivprophylaxe und Langzeitbehandlung. Springer, Berlin 1995

Marneros, A., M. T. Tsuang: Schizoaffective Psychoses. Springer, Berlin 1986

Marneros, A., M. T. Tsuang: Affective and Schizoaffective Disorders. Similarities and Differences. Springer, Berlin 1990

Marneros, A., N. C. Andreasen: Positive and negative symptomatology: the state of affairs. In Marneros, A., N. C. Andreasen, A. Tsuang: Negative Versus Positive Schizophrenia. Springer, Berlin 1991

Marneros, A., A. Deister, A. Rohde: Long-term monomorphism of negative and positive schizophrenic episodes. In Marneros, A., N. C. Andreasen, A. Tsuang: Negative Versus Positive Schizophrenia. Springer, Berlin 1991

Marneros, A., A. Deister, A. Rohde: Validity of the negative/positive dichotomy for schizophrenic disorders under long-term conditions. Schizophrenia Res. 7 (1992) 117–123

Marneros, A., A. Deister, A. Rohde: Möglichkeiten und Grenzen der Positiv-Negativ-Dichotomie der Schizophrenie. In Möller, H. J., G. Laux: Forschritte in der Diagnostik und Therapie schizophrener Minussymptomatik. Springer, Wien 1994

Marneros, A., A. Rohde, A. Deister: Validity of the negative/positive dichotomy of schizophrenic disorders under long-term conditions. Psychopathology 28 (1995) 32–37

Marneros, A., N. C. Andreasen, M. T. Tsuang: Psychotic Continuum. Springer, Berlin 1995

Rohde, A., A. Marneros, A. Deister: Premorbid and sociodemographic features of schizophrenia with positive and negative initial episodes. In Marneros, A., N. C. Andreasen, A. Tsuang: Negative Versus Positive Schizophrenia. Springer, Berlin 1991

Sachverzeichnis